CLIMAT DE MENTON

SA

SPÉCIALISATION MÉDICALE

PAR

CAZENAVE DE LA ROCHE

Docteur en Médecine de la Faculté de Paris

Membre de la Société Météorologique de France, des Académies Royales de Médecine de Rome et de Madrid, de la Société des Sciences Naturelles et Médicales de Bruxelles, de la Société de Médecine Publique et d'Hygiène professionnelle de Paris, de la Société de Médecine Pratique de Paris, des Sociétés Médicales de Montpellier, de Strasbourg, de Lyon, de Bordeaux, de Toulouse, de Clermont-Ferrand, de la Société de Médecine et de Climatologie de Nice, etc., etc.

Médecin consultant à Menton et aux Eaux-Bonnes.

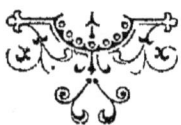

NICE

IMPRIMERIE NOUVELLE, BERNA & BARRAL

3, Place des Platanes et rue Garnier

1882

CLIMAT DE MENTON

SA

SPÉCIALISATION MÉDICALE

CLIMAT DE MENTON

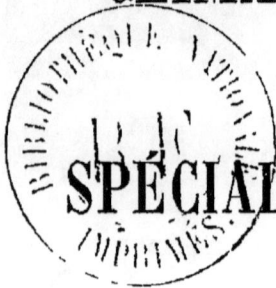

SA

SPÉCIALISATION MÉDICALE

PAR

CAZENAVE DE LA ROCHE

Docteur en Médecine de la Faculté de Paris

Membre de la Société Météorologique de France, des Académies Royales de Médecine de Rome et de Madrid, de la
Société des Sciences Naturelles et Médicales de Bruxelles,
de la Société de Médecine Publique et d'Hygiène professionnelle de Paris, de la Société de Médecine Pratique de
Paris, des Sociétés Médicales de Montpellier, de Strasbourg, de Lyon, de Bordeaux, de Toulouse, de Clermont-Ferrand, de la Société de Médecine et de Climatologie de Nice, etc., etc.

Médecin consultant à Menton et aux Eaux-Bonnes.

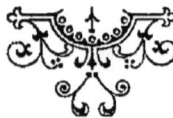

NICE
IMPRIMERIE NOUVELLE, BERNA & BARRAL
3, Place des Platanes et rue Garnieri
—
1882

AVANT-PROPOS

———

Cette monographie s'adresse tout particulièrement aux médecins. Son but est absolument pratique : définir exactement le climat
de Menton, et en préciser rigoureusement la
spécialisation thérapeutique. Je serai bref, et
dans mon désir d'être utile, j'éviterai, contrairement aux habitudes de certains auteurs, de
noyer mon sujet dans des dissertations doctrinales sur la pathogenie ou la pathologie des
processus morbides confinant aux questions
climatologiques traitées. Ecrites le plus souvent dans un esprit d'adulation individuelle,
ces compilations forment de gros volumes sans

doute, mais des livres sans profit pour les praticiens.

Scrupuleusement renfermé dans la limites de de cette étude spéciale, j'ai cru opportun de la faire précéder d'un exposé sommaire des principes fondamentaux qui doivent guider le médecin dans les applications de la Climatologie. Puissent-ils contribuer à dissiper les ombres qui enveloppent encore cette importante branche de nos connaissances médicales !

CONSIDÉRATIONS GÉNÉRALES

SUR LA

CLIMATOLOGIE MÉDICALE

~~~~~~

Il n'est guère de science qui se soit heurtée à plus d'obstacles, et qui ait subi plus de fausses directions que la Climatologie médicale. Aussi ne doit-on pas être surpris, si, dans le mouvement ascensionnel qui s'est affectué dans l'ensemble de nos connaissances, cette branche de la science est restée en retard sur les autres. Dans un travail récent, lu à la *Société de Médecine Pratique de Paris*, j'ai signalé les principales causes de ce retard ; (1) je n'ai donc point à les reproduire ici,

_____

(1) Une lacune dans l'enseignement de nos Études médicales (novembre 1881).

mon seul but est de mettre en lumière quelques principes fondamentaux de climatologie , sinon ignorés, du moins trop souvent méconnus par les auteurs et la plupart des praticiens.

Moins favorisée que l'Hydrologie médicale, la Climatologie n'a pas eu, comme sa sœur cadette, l'heureuse fortune d'être patronnée à ses débuts et depuis, par une pléiade d'écrivains illustres et de laborieux observateurs, tels que les Bordeu (Antoine et Théophile), Anglada, Pidoux, Gubler, Petrequin, Durand-Fardel, et bien d'autres dont les noms se présentent sous ma plume et dont les travaux ont imprimé aux eaux minérales la vogue dont elles jouissent aujourd'hui. Aussi sa bibliographie est-elle relativement pauvre, et se réduit-elle à un certain nombre de monographies médicales concernant des climats spéciaux, le plus souvent décrits par des observateurs indigènes: conséquemment suspects de partialité. Une climatologie générale du globe est encore à faire, c'est-à-dire un travail d'ensemble précisant les conditions météorologiques des différentes contrées, leur constitution médicale habituelle, les maladies dont elles favorisent ou combattent la genèse, leurs conditions hygiéniques locales, et leurs applications médicales dans des cas déterminés. Un tel travail tout gigantesque qu'il paraisse de prime abord, serait pourtant d'une exécution facile avec le concours de la vapeur et de l'électricité. En supprimant la distance et le temps, ces deux agents ne mettent-ils pas en communication directe toutes les contrées du globe ? En outre, n'avons-nous pas déjà à notre actif l'appoint fourni par les expéditions scientifiques lointaines et les matériaux dus au zèle de la médecine navale et de l'armée ? Ces matériaux ont leur valeur : mais on ne parviendra à la conception générale des climats du globe, qu'à l'aide de documents particuliers consciencieusement élaborés, représentés par les climats spéciaux, au nombre desquels rentre cette monographie sur le climat de Menton.

Puissamment secondée par cette fièvre de déplacements, qui est un des traits caractéristiques de notre époque, la Climatologie a vu dans ces dernières années son domaine largement s'agrandir et le nombre de ses postes hygiéniques se multiplier. Réduit naguère à quelques stations éparses, sur la Météorologie et les propriétés médicales desquelles planait une grande incertitude, le climatologiste-médecin peut aujourd'hui disposer du nombre considérable de résidences hivernales que lui offrent le Midi de la France, l'Algérie, l'Italie, l'Espagne, Madère, Ténériffe, les îles Baléares, Corfou, sans parler des *Sanatoria* de la Suisse et de l'Engadine. Il n'a aujourd'hui que l'embarras du choix. Ce choix est-il toujours éclairé? La situation indiquée est-elle toujours appropriée au malade et à la maladie? J'ai de fortes raisons pour répondre par la négative.

Deux causes d'erreur expliquent les fausses indications et les fausses directions :

1° L'insuffisance des notions Climatologiques au sein d'une grande partie du corps médical ;

2° La manière dont on procède généralement dans la sélection des climats.

Dans mon travail déjà cité, j'ai indiqué la mesure la meilleure selon moi à prendre, pour obvier à la première cause. En ce qui touche la seconde, j'indiquerai en quoi les errements suivis me semblent défectueux.

— La première question que se pose ordinairement le médecin consulté sur le choix d'un climat dans un cas morbide déterminé, et tout spécialement de tuberculose, ce grand objectif de la médecine contemporaine, est de savoir s'il existe des phthisiques parmi les indigènes de la station. En subordonnant ainsi la valeur hygiénique d'une localité au degré plus au moins grand d'immunité phymatique que celle-ci confère à l'indigénat, les climatologistes font à mon sens fausse route. A ce compte-là, les îles Feroé, où la phthisie est à peu près inconnue, la Russie du Nord où elle est très rare, seraient des climats par excellence pour les malades ; tandis que Malaga, Alméria, Valence (en Espagne), Alger, Madère et bien d'autres stations de premier ordre, où la statistique locale dénonce de nombreux cas de tuberculose, devraient leur être interdits. Procéder de la sorte serait méconnaître les principes les plus élémentaires de la Climatologie et même de l'hygiène publique.

Est-il admissible en effet qu'un même milieu atmosphérique puisse exercer des effets identiques sur les indigènes et sur les étrangers, à l'état sain ou morbide ? Évidemment non. L'homme du Nord, brusquement transplanté des rives glacées de la Néva ou des bords brumeux de la Tamise, sur les plages tièdes et ensoleillées de la Méditerranée, apportera nécessairement avec lui le type constitutionnel qui lui est propre, et des aptitudes organiques et fonctionnelles en désaccord avec celles qui caractérisent les races méridionales. Il s'établira, dès son arrivée dans le nouveau pays qu'il vient habiter. une lutte entre ses dispositions constitutionnelles et les forces extérieures ambiantes, un conflit qui ne cessera qu'avec l'acclimatation. Or, ce ne sont pas quelques mois d'hiver passés dans la station méridionale qui suffiront pour que l'homme du Nord ait le temps de s'adapter au nouveau milieu atmosphérique, et s'assimiler aux indigènes. Aussi, tant que durera la période d'acclimatement, l'action climatérique viendra-t-elle se briser contre les résistances que lui opposera l'organisme exotique, et qui modifieront les effets pathogénétiques et thérapeutiques du milieu ambiant. L'étranger conservera donc pendant un temp plus au moins long ses dispositions organiques originelles, et constituera ainsi au milieu des indigènes une individualité sans similaire parmi la population locale.

Ces considérations sommaires démontreront que la statistique nosographique relevée sur l'indigénat ne saurait fournir au médecin des déductions applicables aux valétudinaires étrangers en général, et encore moins aux phthisiques en particulier. En un mot, l'indigène ne pourra servir de critérium pour l'appropriation sélective des climats.

— Si le médecin ne doit attacher qu'une importance secondaire au degré d'immunité phymatogène d'une station, il lui incombe en revanche de donner toute son attention au choix du du poste hygiénique qui s'adaptera le mieux à la modalité de la tuberculose. L'appropriation judicieuse des milieux aux différentes formes morbides de la phthisie constitue une question de premier ordre en Climatologie médicale. Je n'ai cessé d'en faire ressortir la haute portée clinique dans mes différents travaux publiés jusqu'à ce jour. C'est à mon avis sur elle que repose la grande loi des indications et des contre-indications dans la sélection des divers climats recommandés par la médecine. Que de fois appliquée avec plus de discernement, n'eût-elle sauvé bon nombre de tuberculeux victimes d'une fausse direction ! Que de phthisiques torpides sont allés lentement s'éteindre sous le ciel amollissant de Pise ou de Pau et qui eussent été régénérés par l'air stimulant et tonique de Cannes ou de Menton ! Par contre, que de tuberculoses éréthiques n'ont été exaspérées par l'atmosphère excitante et hypersthénisante de la Sicile, de l'Algérie ou de l'Egypte !

— L'appropriation du milieu ambiant voulu à al forme de la tuberculose trouve son complèment rationnel dans l'adaptation de ce milieu à la phase morbide du processus phymatique. Ainsi, tel climat sédatif ou stimulant indiqué dans la modalité éréthique ou torpide, pourra devenir contraire, selon que l'entité en est encore à la période d'imminence, à la phase d'état, ou à la période cavitaire. Pour procéder à une sélection éclairée et utile dans cet ordre d'indications toutes spéciales, pour être à même de saisir les nuances différentes qui séparent les variétés d'un même groupe Climatologique, les notions sommaires de Climatologie générale que nous enseigne l'Ecole ne sauraient suffire, parce qu'elles reposent sur une classification aujourd'hui défectueuse et surannée. L'observation personnelle, l'examen *de visu* pratiqué sur une grande échelle, pourront seuls suppléer à l'insuffisance des données classiques.

La conclusion pratique qui découle de cette donnée s'impose d'elle-même. Le médecin sera d'autant plus apte à approprier le milieu atmosphérique au malade et à la maladie, qu'il aura visité et étudié par lui-même un plus grand nombre de climats. S'il n'en a observé qu'un seul, celui où il exerce par exemple, et s'il ne connaît les autres que par ouï-dire ou d'après les livres, ses vues en Climatologie seront fatalement courtes et ses assertions souvent erronées. L'esprit humain ne peut bien juger qu'à la condition de pouvoir comparer. Or, si les termes de comparaison font défaut, le jugement sera inévitablement défectueux.

Un maître en Climatologie médicale, dont sans partager toutes les opinions, je me plais à reconnaître la haute compétence, M. le professeur Jaccoud, dans son récent ouvrage: *Curabilité et traitement de la Phthisie pulmonaire*, a tout particulièrement insisté sur ce point de la question. Comme mon distingué confrère, j'ai visité à plusieurs reprises le Midi de la France, l'Italie, la Sicile, Ténériffe, Madère, Mayorque, et l'Espagne, dont j'ai publié le premier la Climatologie (1) ; j'ai exploré l'Allemagne et les Pays-Bas, la Belgique, l'Angleterre et l'Ecosse ; enfin, j'ai parcouru les hauts plateaux de la Suisse, et tout spécialement le Sanatorium de Davos. J'ai donc acquis à mon tour quelques droits à formuler une opinion en matière de Cli-

---

(1) *Climat de l'Espagne*, Dr Cazenave de la Roche. 1865, 1 vol. in-8°, Plon, éditeur.

matologie. Il me sera permis de les invoquer à l'occasion d'une nouvelle doctrine de provenance Allemande, que les derniers Congrès scientifiques de Londres et de Genève ont mise à l'ordre du jour, en lui accordant une large part dans leurs travaux. J'ai nommé le *Traitement de la Phthisie pulmonaire par les altitudes.*

— Comme toute innovation, cette nouvelle méthode de traitement devait immanquablement froisser des idées admises de temps immémorial en phthisiothérapie. Aussi compte-t-elle des partisans et de nombreux adversaires: ces derniers sont en forte majorité. En proscrivant les climats chauds pour leur substituer les climats opposés ; en conseillant aux phthisiques d'aller vivre à 2,000 mètres de hauteur en plein air, au milieu des neiges éternelles, le traitement par les altitudes rompait d'une façon trop éclatante avec la tradition séculaire, pour ne pas soulever de violentes protestations. Il y a loin, en effet, de l'atmosphère glacée, sèche et crue qui règne sur les hauts plateaux de Davos et de l'Engadine, à l'air confiné des appartements hermétiquement fermés, maintenus à la température des vers-à-soie, ou à l'atmosphère désoxygénée des étables conseillée par le grand Laënnec. Aujourd'hui, quel est le patricien qui songe à parquer ses phthisiques dans une étable? Dans quelques années, qui parlera des Sanatoria de Davos, de Saint-Moritz ou de Samaden?

Quoiqu'il en soit du sort réservé à ce nouveau mode de traitement de la dystrophie, je n'hésite pas à dire que les résultats obtenus jusqu'à ce jour ne me paraissent pas assez concluants, pour ébranler la réputation médicatrice des climats chauds, ni pour justifier l'engouement de certains praticiens pour les climats froids.

Je n'ai point à apprécier ici le traitement de la phthisie par les altitudes au point de vue doctrinal : Cette tâche a été d'ailleurs remplie d'une façon magistrale par M. le professeur Jaccoud. Je ne l'envisagerai que par son côté exclusivement clinique. Les documents que j'ai été en mesure de recueillir à Davos même, lors de ma visite au Sanatorium, documents qui furent complétés par d'honorables confrères de Berne, de Vevey et de Genève ; les résultats que j'ai observés l'hiver à Menton et l'été aux Eaux-Bonnes, sur un certain nombre de phthisiques qui avaient hiverné dans un des Senatoria de la Suisse : telles sont mes sources d'observations, elles m'ont conduit aux conclusions suivantes :

1° Le séjour dans les altitudes pourra exercer une influence favorable sur les individus lympathiques ou scrofuleux, chez lesquels le développement de la tuberculose est à craindre dans un temps prochain.

2° Il sera également indiqué à la période initiale du processus dystrophique, lorsque l'entité revêtira la modalité franchement torpide.

3° J'ai cru observer aussi les bons effets de la cure par les altitudes dans les reliquats pleurétiques et les noyaux pneumoniques, dont la resorption est favorisée par l'atmosphère sèche et crue des hauteurs.

Là se borne, à mon avis, l'actif de cette méthode, établi d'après mes observations personnelles et sans le moindre esprit d'opposition.

Par contre son passif, c'est-à-dire ses contre-indications, sont nombreuses :

1°Absolument contraire dans la phthisie parvenue à la période du ramollissement cavitaire, quelle que soit d'ailleurs la modalité de l'entité, l'hivernage sur les altitudes sera également funeste aux individus à tempéramment nerveux, sanguin, aux phthisiques à réaction éréthique, aux hémo-

ptoïques, à quelque degré que le processeus dystrophique soit parvenu ;

2° La cure par les hauteurs m'a paru non moins
contre-indiquée dans l'Adénopathie bronchique,
dans l'Asthme, dans les Affections organiques du
cœur, et meurtrière, on peut le dire, dans la
Phthisie laryngée, attendu que l'air raréfié préci-
pite d'une façon effrayante la marche destructive
du mal.

Ici se presente tout naturellement à l'esprit une
simple réflexion :

Si la classe nombreuse et variée des climats ne
comptait pas des stations analogues par leurs applications médicales aux sanatoria de la Suisse, le
traitement de la tuberculose par les altitudes aurait
sa raison d'être ; mais il est loin d'en être ainsi.
Pris dans son ensemble, c'est-à-dire dans son im-
mense développement, le littoral Méditerranéen
n'offre-t-it pas à la médecine un riche écrin de postes
hygiéniques, de résidences médicales susceptibles de
répondre à toutes les indications Climatologiques ?
Dès lors, je cherche vainement la nécessité ou l'u-
tilité pour les malades d'échanger l'air tiède et doux,
le soleil vivifiant des côtes de la Ligurie, de la France,
de l'Espagne, de l'Italie, de la Sicile, de l'Algérie, la

chaleur moite et sédative de Ténériffe et de Madère, la resplendissante végétation de ces contrées privilégiées, contre l'atmosphère âpre, sèche et glaciale des plateaux dénudés de Davos, de Saint-Moritz, de Samaden et de Falkeinsten, où la journée est de quelques heures, et les nuits sont sans fin, sans compter les jours de neige et de tourmente où la séquestration est complète. Ces jours-là et ils sont nombreux, que deviennent les avantages thérapeutiques tant vantés de l'air purifié, rarefié et uniforme des hauteurs ?

Pénétré de la supériorité médicale des climats chauds, et de la vogue passagère des climats froids, je n'ai pas hésité à publier, comme nouvelle preuve à l'appui, cette étude sur Menton, la station hygiénique qui, dans la grande famille des climats chauds, occupe incontestablement le premier rang en Europe.

LE CLIMAT DE MENTON

~~~~~~~~~~

Comme Madère est la perle de l'Atlantique,
Menton est la perle de la Méditerranée.

CHAPITRE Ier

Si la ville de Menton est dévenue Française par suite des événements politiques, elle est restée Italienne par son climat. Tout dans ce beau pays rappelle l'Italie, et en porte au plus haut degré le cachet : le type de ses habitants, sa nature pittoresque et parfois sauvage, sa végétation luxuriante et tropicale, sa température douce et égale, son ciel d'une lumineuse transparence. Dernière venue dans la grande famille des stations hivernales, Menton est en voie de prendre par ses applications médicales le premier rang parmi elles. A peine soupçonnée il y a un quart de siècle, cette résidence jouit aujourd'hui auprès du corps médical de France et de l'étranger, d'une réputation hygiénique d'autant plus légitime qu'elle ne la doit point aux habilités de la réclame, mais aux conditions topographiques exceptionnelles qui la régissent et à ses cures inespérées. Sa prospérité a grandi jusqu'à ce jour dans des proportions sans précédent dans l'histoire des stations médicales. Qu'on en juge par le relevé statistique qui suit et dont je garantis la parfaite exactitude :

En 1856, Menton comptait seulement 14 familles étrangères pendant l'hiver ; en 1882, le nombre s'est élevé à 2.670. Les hôtels, les pensions de famille et les villas se sont accru dans les mêmes proportions. Ces chiffres ont leur éloquence.

TOPOGRAPHIE

Située à l'extrémité orientale du département des Alpes-Maritimes, à deux pas de l'Italie, dont elle est séparée par un pont gigantesque fait d'une seule arche jetée sur un ravin de soixante-cinq mètres de profondeur, la station Mentonnaise se trouve placée par le 43°, 47"35 latitude et par le 5° 26"53 de longitude. Elle appartient à la 5e zone climatérique, c'est-à-dire à celle qui offre le plus d'affinités avec les climats tropicaux, sans en présenter cependant la turbulente météorologie. Cette zone comprend le Midi de la France, de l'Espagne, de l'Italie, de la Grèce et le Sud de la Crimée.

La première fois que je visitai Menton, c'était en 1853, au retour d'un voyage en Italie. Encore tout entier au souvenir du pays du soleil, des fleurs et des arts, je restai émerveillé en retrouvant aux pieds des Alpes Liguriennes la luxuriante végétation de Sorente et d'Amalfi, avec des conditions climatoriales plus favorables. A cette époque déjà bien loin de nous, l'ouvrage de mon ami le docteur E. Carrière, venait à peine d'attirer l'attention du

monde médical sur la valeur hygiénique de cette
station. Là où il y a 29 ans, j'avais laissé un humble
cité perdue dans des massifs d'orangers et de
citronniers, je retrouvai une ville aux allures
élégantes, luxueuses mêmes, considérablement
agrandie. Le vieux Menton, tout en conser-
vant sa physionomie primitive, cet aspect re-
barbatif de place forte sur la défensive, qui caractérise du reste toutes les villes échelonnées sur la
rive Ligurienne, s'était accrus à l'Est et surtout à
l'Ouest de deux beaux quartiers reliés entr'eux par
une ceinture de palais de marbre et de blanches villas gracieusement étagés sur les collines péri-
urbaines, dont les ombrages vert-sombre tran-
chent avec le bleu cobalt de la Méditerranée. De
splendides et vastes hôtels avaient remplacé les
modestes pensions d'antan. Aujourd'hui Menton
sous le rapport du luxe et du confort marche de
de pair avec la Suisse. Les rues étroites et tor-
tueuses d'autrefois, les sentiers champêtres ont fait
place à de larges artères bien aérées, à de belles
avenues plantées d'arbres, à de grands boulevards;
et si cette station, ainsi qu'on le lui reproche à tort,
n'offre pas au touriste les plaisirs bruyants et les
attractions enfiévrées des stations sportiques et

mondaines, en retour elle réserve aux malades des distractions hygiéniques, dont le voisinage de Monte-Carlo peut au besoin rompre la paisible uniformité.

Blottie au fond d'un golfe à double bassin, bâtie en amphithéâtre sur les rampes verdoyantes qui surplombent à pic au-dessus de la mer et aux pieds desquels serpente une étroite lisière littorale, Menton se trouve défendue contre les bises glaciales du Nord par un triple rempart de hautes montagnes. Les deux promontoires qui s'avancent dans la mer à l'Est et à l'Ouest complètent son système défensif. La station n'est donc accessible qu'aux chaudes influences du Midi et aux brises vivifiantes de la Méditerranée. L'armature hypsométrique qui protège Menton dans la direction septentrionale, prise dans son ensemble, constitue une triple enceinte dont la première, la plus élevée, a pour clef de voute le mont Clapier, ce géant des Alpes-Maritimes, dont les cîmes neigeuses se dressent à 3.070 mètres de hauteur à l'Ouest du col de Tende. De ces crêtes vertigineuses se détache une chaîne qui descend perpendiculairement à la mer jusqu'à la hauteur du col de Brausse, point où elle se divise en deux chaînons: l'un prenant la direction orientale forme sur sa route les pics de Rasel (1260) du Gramont (1878 mètres) du Bress (1100) et disparaît dans les flots au cap de la Murtola ; l'autre décrit, dans la direction occidentale comme sa congénère, une ligne demi-circulaire, dont le mont d'Ours (1210 mètres) de l'Aiguille (1200) de Titgel (1137) de Testa de Can (550) et enfin le cap de l'Aglio sont les imposantes manifestations.

C'est dans l'étroit espace compris entre les deux branches de ce gigantesque hémicycle, que se trouve emprisonné le territoire de la station Mentonnaise, qui ne mesure guère que 1375 hectares en superficie.

Sous le rapport des moyens protecteurs, il n'existe pas en Europe, et péut-être dans le monde entier, une station qui puisse rivaliser avec Menton. Aussi des conditions topographiques aussi exceptionnellement privilégiées font-elles déjà pressentir des conditions climatoriales non moins exceptionnelles. La météorologie de la station et la clinique médicale viendront tout à l'heure justifier la présomption.

La ville proprement dite est bâtie sur les dernières assises d'un des contreforts de l'enceinte montagneuse que je viens de décrire, sur le sommet duquel s'élevait, il y a plusieurs siècles, le château féodal des princes de Grimaldi, aujourd'hui le cimetière. Ce relief orographique qui s'avance dans la mer à la façon de la proue d'un navire, partage le territoire Mentonnais en deux bassins : l'oriental (baie de l'Est ou de Garavan), qui finit au pont Saint-Louis : l'occidental (baie de l'Ouest) dont les oliviers du cap Martin forment la verdoyante limite.

La baie de l'est plus étroite, plus creusée et plus fermée se trouve orientée au sud-est. Plus large et plus ouverte, la baie de l'Ouest le *Sinus Pacis* des Romains, regarde le sud-est. Par son éloignement momentané de la ligne littorale, le système orographique délimite entre la mer et le pied des assises inférieures de l'hémicycle une zone intermédiaire de 500 mètres de long sur une largeur moindre. C'est sur cette lisière riveraine que se déroule longeant la mer la Promenade du Midi. Ces deux bassins constituent à proprement parler le *Menton médical*. Le vieux Menton, qui sert de ligne séparative, n'offre qu'un intérêt purement archéologique.

CHAPITRE II

GÉOLOGIE

Menton puise dans sa constitution géologique des garanties certaines de salubrité. En effèt, parvenue au point correspondant à la station la lisière littorale offre une telle étroitesse qu'elle disparaît complètement et se trouve remplacée par les derniers contreforts de la montagne, qui plongent perpendiculairement dans la mer, et dont l'ossature calcaire et partiellement sablonneuse présente une contexture identique au reste du système Alpestro-Apennin. L'hemicycle orographique qui entoure la ville de Menton est de formation généralement calcaire. Le type géologique persiste depuis le vieux banc madréporique, aujourd'hui lé Cap Martin, au sud-ouest, s'étend dans la ravissante vallée du Gorbio, prend la direction de Saint-Agnès, gagne le nord et le nord-est, passe sous les ruines 'du vieux Castellar, forme les rochers d'Orméa et les croupes occidentées, du Berceau qui

vont aboutir au-dessus du pont Saint-Louis. Parvenu à ce point extrême du rempart demi-circulaire, le terrain calcaire concourt pour la plus
large part à la formation des rochers Rouges
(*Rossi Baussi*).

Il m'est certainement bien difficile de poursuivre cet examen géologique, sans m'arrêter quelques instants devant ce massif dolomitique dont
les flancs rougeâtres recèlent de mystérieuses
excavations, connues sous le nom de *grottes
de Menton*. Ces cavernes naturelles, au nombre de
cinq, servirent de demeure dans les temps préhis-
toriques aux premiers hommes qui parurent sur
notre planète, aux Troglodytes ainsi que l'éty-
mologie l'indique (Troglos, grotte, caverne). Ces
cavernes creusées dans un calcaire compacte,
qui n'est que de la craie inférieure, renfer-
maient à l'époque où elles furent découvertes (1858)
des ossements d'animaux mêlés à des débris d'in-
dustrie humaine, à des fragments de silex grossie-
rement travaillés, qui indiquaient qu'elles avaient
été habitées à l'âge de la *pierre taillée*. C'est aux
fouilles intelligentes et opiniâtres de MM. Mog-
gridge et Bonfils qu'est due la découverte de ces
grottes auxquelles l'archéologie et la paléontologie

sont redevables des précieux documents qui dormaient ignorés depuis le commencement du monde dans les catacombes de ces rochers. C'est aussi sur les indications précises de M. Bonfils que M. E. Rivière put diriger ses recherches, qui amenèrent la découverte du Troglodyte de Menton parfaitement intact qui figure au Muséum d'Histoire naturelle de Paris.

Les assises inférieures de l'amphithéâtre hypsométrique, les aspérités rocheuses dont elles sont hérissées, et sur lesquelles resplendit la végétation des tropiques : le caroubier, le palmier, le pin, le citronnier, l'oranger, sont formées de terrains arenacés, de débris de roches métamorphiques, mêlés à des amas de cailloux roulés, à des assises de Macigno et de calcaire fossilifère. Les fossiles y abondent; mais la couche de terre végétale s'y montre tellement mince que l'on s'expliquerait difficilement la puissance productive du sol, sans l'appoint nutritif que lui donne l'air vivifiant de ce ciel privilégié.

En résumé, la coupe géologique de Menton représente dans leur ordre d'ancienneté les trois étages des terrains crétacés : le supérieur et le moyen formés de couches alternes de grès

vert, de calcaire et de crai emarneuse. Quant au
crétacé inférieur, plus compacte, plus résistant, il
se retrouve dans les galets gris des plages de Menton et dans les étages ou planches superposées qui
forment le pied des collines.

De'telle conditions géologiques constituent évidemment des garanties indiscutables de salubrité,
puisqu'elles éloignent de la station tout foyer d'impaludisme, circonstance d'autant plus appréciable
que peu de stations, même parmi les plus en vogue,
jouissent d'un pareil avantage. En outre la composition calcaire du sol concourt pour sa part à
augmenter l'état sanitaire de l'atmosphère Les
recherches expérimentales du Dr Henry ont mis
aujourd'hui hors de doute l'influence qu'exercent
les poussières minérales sur le développement et
la marche des maladies. Ce savant observateur
nous apprend que les poussières calcaires sont bien
moins nuisibles que les poussières siliceuses respi-
rées. Celles-ci n'étant pas, comme les poussières
calcaires, solubles dans les liquides de l'économie (1).

_____

(1) *Nice Médical*, 1ᵉʳ septembre 1880. 4ᵐᵉ année, n° 12.

Ce rapide coup d'œil jeté sur la contexture géologique de Menton, avait sa place indiquée dans ce travail, puisqu'il nous fournit des données hygiéniques sur la station.

CHAPITRE III

VÉGÉTATION

La végétation exerce sur les conditions climatoriales d'une localité une action trop considérable,
pour que je puisse me dispenser de consacrer quelques lignes à la flore de Menton. La Géographie-
Botanique due à l'esprit généralisateur du grand A.
de Humbolt n'est-elle pas la consécration de l'é-
troite connexité qui unit ces deux sciences?

Dans ce beau pays où le soleil règne en maître,
où la pluie est l'exception et la sécheresse la règle, ce puissant modificateur atmosphérique joue
un rôle de la plus haute importance et duquel dépend en très grande partie la valeur hygiénique de
la station. La riche et plantureuse végétation dont
la nature a doté la campagne Mentonnaise ne cons-
titue-t-elle pas, en effet, un foyer d'évaporation na-
turel des plus actifs, qui communique à l'air ambiant la somme d'humidité qui lui fait défaut?

La flore de Menton est presqu'exclusivement origi-
naire des Tropiques et de l'Orient. La différence de latitude n'a rien enlevé à la splendeur de son développement ni à la beauté de ses produits. Les conifères,
les oléacées, les aurantiacées, les légumineuses, les
myrtacées, la majestueuse famille des palmiers, la
vigne, le figuier s'étalent sur les rampes étagées et
les collines environnantes avec une profusion que
l'on ne rencontre guère que dans les plaines de la
Campanie. Le pin, l'olivier, le figuier, le cactus,
l'agave, le laurier-rose, le myrte, l'oranger, l'eu-
calyptus, le citronnier, le caroubier, le palmier,
entrecoupés de vergers, projèttent leurs ombrages
touffus sur des champs diaprés d'une innombrable
variété de fleurs, dont les émanations remplissent
l'air de leurs énivrantes senteurs. Prise dans son
ensemble, la flore offre trois étages bien distincts:
l'inférieur occupe le pied des collines sur lesquelles s'étalent des massifs de citronniers, d'orangers
aux feuilles vernissées et persistantes. La zone des
oliviers aux teintes pâles forme le second étage,
que surmonte la zone des noirs sapins.

N'ayant à envisager la flore qu'au point de vue
de son influence climatoriale, je renvoie le lecteur
pour de plus amples détails, aux ouvrages spéciaux

publiés sur la flore Mentonnaise par le Chevalier Arduino, Panizzi et Abel Rendu.

Indépendamment de son influence hygrométrique sur l'atmosphère, cette végétation concourt utilement à l'hygiène de la vue. Fatigués par l'intensité et la réverbération solaire, les yeux se reposent avec satisfaction sur ces verts ombrages dont le feuillage persiste toute l'année. Malheureusement, ils tendent à disparaître de jour en jour sous la cognée industrielle et administrative, devant laquelle les considérations hygiéniques sont naturellement lettre morte. Pour peu que les déboisements et les dégazonnements des collines et de la zone péri-urbaine continuent, il en sera de Menton comme de Nice : les champs de violettes, d'anémones, les bosquets de citronniers et d'orangers, les oliviers séculaires qui virent passer les légions romaines, auront bientôt fait place à de grands caravansérails à cinq étages, à des boulevards poudreux, à des places publiques et à de larges artères tirées au cordeau, et l'on ne pourra plus dire avec Valéry « Menton est une orangerie sur un rocher ». Ce ne sera plus qu'un rocher aride surmonté d'une ville. C'est ainsi que la main de l'homme, sous prétexte d'embellir et d'améliorer, continuera à détériorer et à dépoëtiser l'œuvre de la nature.

Quatre torrents le *Fossan*, le *Carrëi*, le *Borrigo* et le *Gorbio* ordinairement à sec, mais terribles en leurs jours de colère, rayent perpendiculairement les deux bassins, délimitant ainsi quatre vallées ombreuses et merveilleusement abritées

Au Nord de ce gracieux coin de terre, où la nature s'est complu à accumuler tant de splendeurs, se dresse un imposant rideau de montagnes aux formes étranges et heurtées, découpées à l'emporte-pièce, et dont l'aspect sauvage contraste de la façon la plus saisissante avec le caractère harmonieux du reste du paysage.

A l'occasion de la Climatologie spéciale des différents quartiers de Menton, je reviendrai sur la topographie détaillée des deux baies.

CHAPITRE IV

MÉTÉOROLOGIE

En abordant ce chapitre, je n'hésite pas à déclarer que, contrairement à la plupart des auteurs, je
serai sobre de documents météorologiques chiffrés.
Je m'abstiendrai d'encombrer ce travail d'une foule
de relevés et de tableaux synoptiques des moyennes
anémologiques, thermométriques, barométriques,
hygrométriques, etc., annuelles, saisonnières, mensuelles, quotidiennes, dont je suis loin de contester
la parfaite exactitude, mais auxquelles je refuse la
portée et la signification que lui attribuent les météorologistes en général. L'organisme vivant ne
compte pas avec les moyennes. Conséquent avec les
principes que j'ai exposés en tête de ce livre, je ne
surprendrai personne. A mes yeux le météorolo-
gisme, c'est-à-dire, l'abus de l'instrumentation a été
de tout temps et est encore l'écueil, le fléau de la
Climatologie médicale rationnelle. En ma qualité

de climatologiste-médecin, j'ai donc pour mission
de lutter contre ses envahissements, en lui assi-
gnant ses véritables limites.

§ Ier

Selon l'ordre hiérarchique des différents facteurs
atmosphériques les vents doivent passer les premiers dans cette revue des météores. *Ces grands
arbitres des changements atmosphériques*, ainsi
que les désigne si·exactement M. le professeur
Martins, se brisent en arrivant à Menton, contre
des obstacles hypsométriques qui réduisent singulièrement leur prépondérance. J'ai signalé l'infran-
chissable barrière alpestre qui protège la station
Ligurienne contre les vents du Nord, et leurs effets
perturbateurs. J'ai également indiqué les moyens
défensifs latéraux qui contrarient dans leur course
les vents soufflant de l'Orient et de l'Occident. Je
n'ai donc pas à me répéter.

La notion des dispositions topographiques qui
régissent Menton en dénonce d'avance les conditions anémologiques, celles-ci concordent exactement avec l'observation instrumentale. La prédo-

minance appartient au vent du Sud et à ses déri-
vés (Sud-Est, Sud-Ouest).

A Menton, comme dans toutes les autres
stations du littoral méditerranéen, l'anémo-
logie se partage entre les influences continentales et les influences maritimes. Lorsque l'air
est calme, l'alternance est régulière entre les
brises de mer et de terre. Le jeu anémométrique,
selon la loi de Kaemtz, reste subordonné au point
qu'occupe le soleil à l'horizon, et se règle de la façon suivante : le matin, vers dix heures en hiver,
la terre est déjà échauffée par les rayons solaires ;
l'inégalité de température des foyers que présentent
alors la mer et le sol, détermine un vent de mer
dans les couches inférieures de l'atmosphère et un
courant opposé dans les hautes régions. La brise
marine règne environ jusqu'au moment où le soleil décline à l'horizon vers quatre heures, heure
où les malades doivent être déjà rentrés de la promenade. Le soir, la brise mollit en raison du re-
froidissement du sol. A ce moment l'équilibre s'é-
tablit entre la température terrestre et marine, et
le calme se fait dans l'air entre sept heures et demie
à huit heures. Aussi y aurait-il à la rigueur
moins de danger pour les valétudinaires à sortir

à cette heure de la soirée qu'à quatre heures de l'après-midi. A mesure que la nuit s'avance, le rayonnement s'accentue et la mer gagne en chaleur ce que le sol perd de son calorique. Il s'élève un vent de terre qui règne toute la nuit et qui ne tombe que dans la matinée, lorsque le soleil a déjà réchauffé la terre de ses rayons. C'est l'heure la plus propice aux malades, car le soleil n'a pas encore acquis une trop grande intensité calorifique et l'air qui arrive tout imprégné de principes balsamiques et de molécules salines restera toujours, malgré l'opinion de quelques rares dissidents, comme un moyen d'une incontestable efficacité dans le traitement de la tuberculose.

Cependant, il ne faudrait pas croire que ce flux et reflux des ondes aériennes s'accomplisse en tout temps avec une régularité aussi mathématique. Sans parler des perturbations atmosphériques accidentelles, et du désarroi momentané qui les suit, il y a une large part à faire aux prédominances orientales sous le régime desquelles se trouve placée la station Mentonnaise. En effet, les courbes démontrent que les vents qui soufflent du golfe de Gênes sont les plus fréquents (Est et Sud-Est).

Le rôle que les vents d'Est jouent dans l'at-

mosphère de la station sont à nos yeux d'une
grande importance. C'est à leur influence que
Menton doit ses qualités toniques et modérément stimulantes. Sans l'intervention des influences orientales, le climat serait énervant et
dépressif au suprême degré, puisque, soustrait
d'une manière on peut dire absolue, à l'action
excitante des vents du Nord, et partiellement des
vents d'Ouest, il subirait sans contre-poids les effets
hyposthénisants du vent du Sud. C'est au vent
d'Est que Menton est également redevable de la
transparence lumineuse de son ciel et de l'absence
absolue de brouillards. La moyenne annuelle des
jours sereins serait de 214 (Bottini). Un seul jour,
au printemps dernier, la sérénité du ciel fut subite-
ment voilée par un brouillard intense, qui ne dura
que quelques heures et qui était dû à la brusque
irruption de la Tramontana de Gênes, dont je vais
dire quelques mots dans un instant.

Quand le vent de l'Est plein passe au Sud et s'y
arrête, la pluie n'est pas loin. Il s'opère alors un
changement complet dans l'atmosphère : le ciel
perd sa transparence, et l'air sa tonicité. Les jours
où il règne, il est facile d'apercevoir les montagnes

de la Corse, dont les pics neigeux se détachent sur le fond gris-plomb du ciel.

Si Menton est particulièrement à l'abri du Mistral, ce fléau dévastateur de la Provence, protection qui lui est propre et qu'il doit tout spécialement l'interposition du Mont-Agel, dont l'attitude est de 1,137 mètres, la station en revanche paye au printemps particulièrement, un léger tribut au vent Nord-Est (la Tramontana de Gênes). Ce vent, par sa froide température, sa violence et l'influence pénible qu'il exerce sur le système nerveux rappelle à un faible degré, il est vrai, les allures impérieuses du Mistral et ses redoutables effets. Mais, ainsi que le fait très justement remarquer le docteur Bottini, l'observateur le plus scrupuleusement exact du climat de Menton. « Comme la Tramontana entretient la sérénité du ciel les rayons du soleil atténuent les effets du vent. » (1) Il souffle rarement. D'après les observations faites par Jérôme de Monléon, celles qui, par la longueur de la période qui leur sert de base (1818-1844) doivent être consultées de préférence, le Nord-Est ne soufflerait en moyenne que huit jours par an. Au-

_____

(1) *Menton et son climat*, page 92. Docteur J. Bottini.

tant il est nuisible à Menton, autant son rôle est
hygiénique à Venise. C'est en effet à son heureuse
intervention que la ville des Doges doit sa salubrité.
« La Bora (Nord-Est) balaye de son souffle sec et
« rapide les nuages amoncelés dans le ciel, il dis-
« sipe les vapeurs qui flottent sur la Lagune, il
« éclaircit l'atmosphère et refoule au loin vers le
« continent les miasmes paludéens qu'apportent
« avec eux les vents du Midi (1). »

A Menton, dans ce pays essentiellement salubre,
où il n'existe ni impaludisme, ni méphitisme, je
cherche en vain la mission utilitaire de la Tramontana (Nord-Est). Elle m'échappe, elle doit pourtant
avoir un rôle. Le Kermattan, *le Leste*, à Madère,
ce souffle embrasé du désert auquel rien ne résiste,
ni végétaux, ni animaux a bien le sien : ne coupe-
t-il pas les fièvres intermittentes et les diarrhées
réfractaires ?

Enfin, si je signale le sérieux obstacle qu'oppose
aux vents d'Ouest le rocher d'Aglio, sur lequel se
dresse l'antique cité Monégasque, il restera démon-

---

(1) *Venise et son climat*. Docteur Cazenave de la Roche,
page 23, Paris, Plon 1865.

tré que, seuls les vents du Sud parviennent en toute liberté jusqu'à Menton.

Au printemps il s'opère un changement profond dans le jeu anémométrique : les influences orientales qui ont prédominé durant l'hiver cèdent le pas aux vents occidentaux. Avec ce déplacement coïncide un changement sensible dans les effets physiologiques déterminés par les milieux atmosphériques.

Cette esquisse anémographique de la station en fait immédiatement pressentir la température.

§ II. — TEMPÉRATURE

L'intime solidarité qui unit entr'eux les agents atmosphériques et tout particulièrement l'anémométrie d'une localité avec son calorique ambiant, se trouve pleinement vérifiée par les relevés thermométriques de la station Mentonnaise.

, Les observations recueillies successivement par Jérôme de Monléon (1818 à 1844), par Antoine de Bréa (1851 à 1860), par Castillon, ancien directeur de l'Ecole municipale de Menton , et par E. Carrière établissent les chiffres suivants, comme moyennes saisonnières et annuelles à Menton :

Hiver................. 9°,6

Printemps............. 15°,3

Eté.................. 23°,6

Automne.............. 16°,8

Annuelle.............. 16°,3

L'écart entre les quatre moyennes saisonnières est de 14° seulement. Il n'est pas de stations sur le littoral où les oscillations soient aussi faibles.

D'après mes observations personnelles l'hiver 1879-1880, la moyenne a été de 10°, 5·,

Les tables météorologiques d'Antoine de Bréa démontrent d'autre part que l'abaissement du thermomètre à 0° constitue un phénomène extrêmement rare à Menton. De 1818 à 1861 le thermomètre n'est descendu que quatre fois à 0°. Le maximum de chaleur dépasse rarement 30°. Elisée Reclus, dont l'impartialité égale l'exactitude, s'exprime ainsi dans sa *Nouvelle Géographie Universelle* en parlant de Menton :

« Le climat local est si uniforme que la température la plus basse dans certains hivers est de
« 8° au-dessus de 0 ; tandis qu'en été la chaleur

« tempérée par la brise marine est moins élevée
« qu'à Paris et même que sur les bords de la Bal-
« tique. » Comparée aux moyennes hivernales du
littoral Ligurien et Provençal, et aux stations de
l'Italie, la moyenne qui caractérise Menton est
supérieure à celles de ces différentes localités. Je
ne parle pas de Naples qui cependant possède 9°,
8°, c'est-à-dire deux dixièmes de plus que Menton,
parce qu'à mes yeux l'ancienne capitale des Deux-
Siciles ne sera jamais une station à recommander
aux malades. Je ne vois pas en effet l'avantage
hygiénique que peut trouver un phthisique à vivre
dans un milieu ou règne un perpétuel antagonisme
entre les vents septentrionaux et austraux. Hyères,
que j'ai toujours regardée avec mon regrettable
maître le Dr Barth (1) comme une bonne station,
a vu durant une période de trente hivers (de
1810 à1840) le thermomètre descendre dix-huit fois
au-dessous de zéro. Cannes, la station-type des
climats excitants-toniques, Venise dont les indications ne sont pas assez connues, Pise qui vit sur
son passé, Rome dont le méphitisme de plus en

_____

(1) *Notice topographique et médicale sur la ville d'Hyè-*
res, Dr Barth, Paris 1846.

plus endémique éloigne les malades, accusent au
thermomètre une moyenne hivernale inférieure à
celle de Menton. Seuls, Malaga et Alger lui sont
supérieurs sous ce rapport, mais inférieurs sous
bien d'autres que je vais signaler. Je ne parle pas
de Madère, station hors concours, sans rivale dans
notre hémisphère, qui n'a son similaire que dans
l'Océanie Australe, sous le ciel merveilleux d'Ota-
hïti.

La température relativement élevée dont jouit
Menton constitue sans aucun doute un titre Climatologique d'une incontestable importance. Mais
cette supériorité thermique considérée d'une façon
intrinsèque n'est pas à elle seule une garantie
de la bonté de la station. Raisonner autrement
conduirait à l'absurde. Ce serait dès lors au sein
de l'Afrique centrale que se trouverait l'idéal des
climats hygiéniques. La véritable valeur médicale
d'une localité repose sur le degré d'amplitude de
ses oscillations thermométriques. C'est là un principe élémentaire en Climatologie. Plus la réparti-
tion du calorique affecté au cours de la journée est
égale, plus favorables sont les effets thérapeutiques réalisés. J'ai visité à différentes reprises en
hiver et au printemps Malaga et Alméria, les deux

premiers postes hygiéniques des côtes de l'Anda-
lousie, Alger, Ci-Reale et Palerme. Comme tout le
monde, j'ai admiré les splendeurs lumineuses de ce
ciel toujours bleu. Je me suis réchauffé aux
rayons vivifiants de son soleil, alors qu'un linceuil
de neige s'étendait sur le reste de l'Europe ; mais
mon enthousiasme s'est singulièrement refroidi en
ressentint les brusques transitions que subissait la
température ambiante, à Alger surtout au coucher du soleil et en constatant les écarts effrayants
qu'accuse le thermomètre dans ce moment. Mal-
heur alors aux hivernants de ces contrées que leur
imprudence retient hors de leurs demeures à cette
heure dangereuse du jour. Combien de malades ne
payent d'une pneumonie, d'une hémophtisie ou tout
au moins d'une bronchite grave, cette infraction aux
lois d'une hygiène qui ne transige pas! Je dirais
plus : dans ces pays où la colonne mercurielle se
maintient durant le jour à de grandes hauteurs, où
les rayons solaires ne sont pas tamisés par une certaine obnubilation, l'ombre qui règne dans l'intérieur des rues constitue pour le malade un danger
permanent, une sorte d'épée de Damoclès suspen-
due sur sa tête, en raison de l'écart de température

qui règne entre les quartiers ensoleillés et ceux qui ne le sont pas.

Les tables publiées par les météorologistes qui observent toute l'année à Menton constatent que les oscillations thermométriques qui se produisent dans le cours de la journée et tout particulièrement au lever et au coucher du soleil sont très minimes comparées à celles que l'on observe à Nice, à Cannes, et surtout dans les stations éloignées que je viens de signaler, sauf à Madère. Cette égalité dans la distribution de la température ambiante est un des traits caractéristiques du climat de Menton. C'est elle qui lui confère une supériorité médicale sur toutes les stations du littoral des deux Péninsules et de la côte d'Afrique. Cette constance atmosphérique repose non seulement sur des chiffres relevés par des observateurs consciencieux, mais elle est parfaitement appréciée par les malades qui déjà ont passé les hivers précédents dans l'une des stations signalées plus haut. C'est à cette absence de vicissitudes et au calme atmosphérique qui en découle que j'attribue en très grande partie l'extrême rareté des hémoptysies que l'on observe chez les phthisiques hivernant à

Menton, point sur lequel j'aurai à revenir dans un instant.

M. le Dr Bottini, que je me plais à citer, nous donne sur l'uniformité de l'atmosphère des chiffres confirmatifs.

A Menton, dit-il (1), l'échelle parcourue par le thermomètre ést la suivante :

En hiver, de 5 à 13°

Au printemps, de 12 à 20°,

En été, de 18 à 25°,

En automne, de 10 à 18°.

L'écart en hiver entre le soleil et l'ombre est de 12 à 15 degrés. La différence n'est guère moindre à Madère : la moyenne oscillatoire entre le milieu du jour et le soir est de 3 degrés environ. Cet hiver (1881-1882), d'après mes observations elle n'a pas dépassé 2° 5. A Madère, la variation journalière oscille entre 1 et 7°. Si l'on rapproche ces chiffres si minimes de ceux qu'accuse le thermomètre à Malaga que je cite de préférence comme station de premier rang en Europe, on trouvera une différence toute en faveur de Menton (2).

---

(1) Ouv;, page 87-88.
(2) *Climatologie de l'Espagne*, page 157, Dr Cazenave de la Roche, Paris, 1863.

A ce propos, je signalerai l'opinion de certains médecins Anglais qui regardent les climats uniformes
comme nuisible saux malades atteints de la poitrine
et qui par contre attribuent une action bienfai-
sante et tonique aux climats variables. Je suis très
loin de partager cette étrange doctrine, applicable
peut-être à des individus robustes et bien portants;
mais inadmissible pour des phthisiques. Loin de
reprocher comme ces auteurs au climat de Madère
sa grande égalité, je regrette que Menton, déjà si
bien partagé sous ce rapport, ne le soit pas encore
davantage. Cette station serait dès lors sans rivale.
Selon ces médecins, le Dr Rullman entr'autres,
« l'uniformité du climat de Madère exercerait sur
« certaines constitutions un résultat analogue à
« celui d'une serre chaude sur les plantes, et l'expé-
« rience a démontré que beaucoup de malades qui
« ont retiré des avantages de leur séjour dans cette
« île, sont devenus incapables de supporter de suite
« les changements atmosphériques auxquels ils ont
« dû s'assujetir ailleurs (Dr Rullman). »

Je n'admets pas davantage l'objection faite par
le médecin anglais. J'ai connu et soigné à Eaux-
Bonnes un grand nombre de phthisiques gravement
atteints qui, après avoir passé un ou plusieurs hi-

vers à Madère, ont pu rentrer en Europe sinon guéris, du moins notablement améliorés et vivre dans leur pays natal, sans avoir à payer à la transition climatoriale d'autre tribut que celui qu'impose l'hygiène exigée par la maladie.

L'air qui règne à Menton offre une douceur toute particulière que l'on chercherait vainement dans les autres stations hivernales. Ce caractère *velouté* qui échappe, comme bien d'autres phénomènes à l'impuissance des enregistreurs mécaniques, mais que perçoit l'organisme, cet instrument d'une esquise sensibilité, appartient exclusivemeut à l'atmosphère Mentonnaise. Il cesse de se faire sentir au-delà de Roquebrune à l'Ouest, et de la pointe de la Murtola, dans la vallée de la Roya à l'Est, c'est-à-dire lorsque l'on sort de l'hémicycle qui entoure Menton. Cette assertion formulée pour la première fois sera, j'en ai l'assurance, confirmée par les valétudinaires dont l'impressionnabilité aux influences atmosphériques se trouve décuplée par la maladie. A quelle cause doit-on attribuer ces qualités toutes spéciales de l'air de Menton? Est-ce à la prédominance exclusive d'un agent atmosphérique en particulier? Je ne le crois pas: Mais bien à l'action combinée des influences continentales et marines pondérées dans leur résultante par le grand mur alpestre qui règle les conditions anémographiques de la station. C'est évidemment, à cet air capitonné qu'il faut rapporter son action séda- -tive dans les affections où domine l'élément nerveux. J'aurai occasion de revenir plus loin sur cette donnée en traitant des effets thérapeutiques du climat.

Les développements météorologiques qui précèdent établissant la température dont jouit la station plus particulièrement durant l'hiver, me paraissent assez concluants pour me dispenser de reproduire l'argument traditionnel emprunté à la prospérité exceptionnelle qui distingue à Menton les citronniers, dont on connaît la frileuse susceptibilité.

Enfin il est une source de calorification qui ne procède pas directement des agents atmosphériques, mais qui n'en est pas moins active : le pouvoir réflecteur des assises des hauts rochers qui entourent la station et dont les rampes arides et dénudées renvoient dans le sein de l'atmosphère ambiante la somme de chaleur qu'elles reçoivent des rayons solaires.

§ III. — PRESSION ATMOSPHÉRIQUE

La faiblesse des oscillations thermométriques que je viens de signaler à Menton, nous la retrouverons dans les oscillations barométriques. L'union intime qui enchaîne la température et la pression de l'air, comme du reste tous les facteurs atmosphériques entr'eux, explique la similitude. Ce degré d'oscillations ne dépasse pas la moyenne annuelle 0,035^m, et en moyenne mensuelle le baromètre se maintient entre 758^{m}9 et 764^{m}3 (Bottini). Mes observations personnelles qui portent sur une période de quatre hivers m'ont fourni des résultats à peu près identiques. J'ai constaté que la colonne oscillait entre 762 à 766^a d'élévation. Ces chiffres ont leur portée et viennent à leur tour déposer en faveur de l'égalité du climat.

§ IV. — HYGROMÉTRIE

Dans une station comme Menton soumise à la prédominance des vents méridionaux qui lui ar-

rivent tout chargés des vapeurs humides de la
mer, la tension hygrométrique doit évidemment
être assez forte. L'observation instrumentale le
constate. Cependant l'air à Menton passe pour très
-sec et c'est avec raison, puisque les effets physiologiques perçus par l'organisme le démontrent. A
quoi tient cette sorte de contradiction ? Elle n'est
qu'apparente, comme le prouvent les notions élémentaires de l'hygiène. Un air chaud. peut être
chargé de vapeurs d'eau et nous paraître sec, tandis qu'un air froid contenant moins de vapeurs
nous semble humide. Tant que l'élévation thermo-
métrique ambiante maintiendra les vapeurs au-
dessus de ce point de saturation, l'air nous paraîtra
sec ; mais s'il survient un abaissement dans la colonne mercurielle, ces vapeurs se précipitent et
immédiatement nous ressentons l'impression d'un
air humide. Or, c'est absolument ce qui se passe à
Menton : l'élévation qui règne habituellement dans
la température atmosphérique de la station, en re-
tenant une grande quantité de vapeurs d'eau, con-
serve à l'air tous les caractères de la sécheresse et
lui en imprime les effets. En outre cette haute
température de l'air ambiant et l'éloignement des
centres naturels de réfrigération représentés par les

sommets des montagnes environnantes doivent rendre les pluies rares à Menton. Elles le sont effectivement.

Les désastreuses inondations dues aux pluies diluviennes qui ont récemment ravagé lss territoires de St-Raphaël, de Fréjus, de Cannes, d'Antibes et de Nice, en épargnant Menton, ont démontré l'exactitude de l'assertion.

En été, l'hygromètre marque un degré plus élevé qu'en hiver. Cette différence dépend d'une évaporation plus active des eaux de la mer et une plus grande fréquence des vents humides du Midi. Appuyant les assertions sur des chiffres, l'observation constate à l'hygromètre de Saussure comme moyennes mensuelles de 48,4 à 61,5 : 90° comme maximum d'humidité, et 15° comme minimum (Bottini). C'est le contraire à Madère, où le degré de la plus grande sécheresse ne dépasserait pas 67 pour 100 (Barral). L'hygromètre de Saussure ne représentant que la quantité relative d'eau atmosphérique, je me suis servi du psychromètre qui m'a donné comme moyennes mensuelles hivernale 68 et 86.

§ V. — ÉLECTRICITÉ

- A Menton, les orages sont extrêmement rares, inconnus en hiver, ils ne se forment guère qu'en automne et au printemps. On les voit graviter autour de la station et éclater sur la montagne ou sur la mer. C'est à la puissance attractive de ces deux conducteurs de l'électricité que Menton est redevable de cette immunité.

Je n'ai pas à m'occuper de l'Ozone ni du degré où ce nouveau venu en météorologie se trouve répandu dans l'atmosphère de Menton, par la raison toute simple que la science ignore encore sa véritable signification en Climatologie et en est aux conjectures.

CHAPITRE V

CLIMATOLOGIE TOPOGRAPHIQUE

DES DIFFÉRENTS QUARTIERS DE MENTON

L'étude analytique que je viens de donner sur la manière dont se comportent les agents atmosphériques à Menton, concerne la station prise dans son ensemble territorial, abstraction faite des modifications que la météorologie locale peut subir selon les différents quartiers de la ville. Il s'en faut, en effet, que Menton présente sur tous les points de sa superficie des conditions climatoriales identiques. Pour qu'il en fut ainsi, il faudrait que la station offrît une plus grande unité dans son mode de développement. Or, cette unité n'existe pas plus dans l'économie urbaine que dans l'orientation du territoire.

Aussi le climat accuse-t-il des dissemblances relatives sans doute, mais cependant assez accentuées dans certaines parties de la ville pour que le médecin soit obligé d'en tenir compte dans ses indications aux malades.

Menton, ai-je dit plus haut, occupe le fond d'un golfe à deux bassins séparés entr'eux par un relief orographique, qui descend perpendiculairement à la mer. Ces deux bassins représentent les deux points du territoire urbain où les différences climatoriales sont le plus tranchées. C'est dans ces deux baies (orientale et occidentale) et dans les nuances qui les distinguent que réside le Menton médical, et ses indications spéciales. Aussi doivent-elles nous arrêter quelques instants.

§ 1er. — BAIE DE L'EST OU DE GARAVAN

Elle fut le berceau, le point de départ de la fortune médicale de Menton. Orientée au Sud-Ouest, absolument impénétrable aux bises septentrionales, cette baie jouit d'une température plus élevée et plus sèche que la baie de l'Ouest. La différence météorologique acquiert son maximum d'intensité dans le quartier des *Cuses*, dont le nom indique la haute thermalité (Cuses de *Couose*, cuire, en dialecte Mentonnais). Les *Cuses* proprement dits occupent

l'extrémité orientale de l'hémicycle qui délimite la
baie de Garavan et se dressent en espalier au point
où les derniers contreforts du *Berceau*, plongent à
pic dans la mer. Adossé aux rochers arides et cal-
cinés dont les surfaces réfléchissent énergiquement
les rayons solaires, ce quartier se trouve encore
baigné de lumière, quand le reste de la station est
depuis longtemps enveloppé par les ombres du soir.
Ici, comme dans toute l'étendue de la baie orientale,
je cherche en vain cette *zone littorale* qui a servi
de base à la division climatologique appliquée aux
stations du littoral méditerranéen (climat marin
et climat des collines).

A partir des Cuses se présentent successivement
dans la direction de l'Ouest, les quartiers de *Garavan*, les *Guillans*, les *Pians*, les *Romangrises
Sainte-Marie* et *Sainte-Anne*. Ces différents dis-
tricts jouissent de conditions climatériques inden-
tiques, mais d'une température inférieure à celle
des Cuses, la serre chaude de Menton.

Garavan forme la partie centrale de cette ma-
gnifique baie orientale qui, à l'étendue près, rappelle la baie de Naples par sa luxuriante végétation et sa configuration harmonieuse. La ressem-
blance devient encore plus saisissante, si l'œil

embrasse dans son onduleux développement cette gracieuse vallée qui se déroule entre le pied de la montagne et la mer, depuis Menton jusqu'au cap d'Aglio. On croit revoir les jardins enchanteurs qui bordent les rivages de la Campanie, Caprée, Massa, Sorrente, Castellamare. Ici, les rampes commencent à perdre de leur raideur, et deviennent plus douces. Plus ombragées qu'aux Cuses, elles en rappellent la haute thermalité, sans en avoir l'extrême sécheresse. Les conditions hygrométriques de l'air se trouvent nécessairement modifiées par la riche et vigoureuse végétation qui s'étale sur ses collines, par les forêts d'oliviers qui couronnent les hautes assises, les bois de citronniers, de palmiers, d'orangers ; les bananiers, les chênes-lièges, les agaves, les cactus, les vignes et les arbres fruitiers, en un mot par une profusion de foyers naturels d'évaporation qui donnent à l'atmosphère cette moiteur veloutée si appréciée des poitrines irritables.

À Garavan sur les plateaux ombreux des *Pians*, dans les vallons sinueux et les chemins creux qui accidentent les rampes de *Sainte-Marie* et de *Sainte-Anne*, il règne en tout temps dans l'air un calme profond, que je n'ai jamais rencontré dans aucune station de France ni de l'étranger, pas même à Madère. Ainsi lorsque la *Tramontana* de Gênes vient à souffler, qu'elle soulève les flots et balaye les quais de la baie, à quelques mètres de distance dans l'intérieur des terres, les feuilles des arbres restent immobiles sur leurs tiges.

Le mode d'orientation de la baie de Garavan tournée au Sud-Ouest dénonce le caractère de son climat sédatif sans être dépressif.

Sur les limites occidentales de Ste-Anne, aux environs du *Chalet des Rosiers* désormais historique depuis le récent séjour qu'y fit le printemps dernier S. M. la reine Victoria, les collines se relèvent brusquement pour former le Mont-Othon, *Mons-Othonis*, (d'où dérive vraisemblablement Menton, et non pas de Memoria-Othonis, selon quelques auteurs). Ce relief que couronnent les ruines de l'antique château des Vento et des Grimaldi (1270-1502) et que recouvrent aujourd'hui des pierres tombales, ruines sur ruines, se dresse comme une ligne séparative naturelle entre les deux baies. Cette barrière hypsométrique, joue dans la Climatologie des deux bassins un rôle considérable, qui s'affirme par des différences assez sensibles dans les effets produits et les indications

médicales, ainsi que le démontre cette topographie
à vol d'oiseau.

§ 2. — BAIE OCCIDENTALE

Des hauteurs boisées du Mont-Othon, la vue
embrasse dans tout son développement le bassin
occidental : le *Sinus Pacis* des Romains. D'un dia-
mètre plus étendu, mais d'une configuration moins
régulière que la baie de Garavan, le bassin de
l'Ouest décrit un large hémicycle à concavité tournée vers le Sud-Est, plus évasé et plus ouvert que
le bassin oriental. Le promontoire du cap Martin
en forme la limite à l'Ouest. La ligne orographique
qui circonscrit le bassin occidental, au lieu de sur-
plomber au-dessus de la mer comme à Garavan,
s'infléchit graduellemsnt vers le Nord-Ouest, laissant ainsi entre la Méditerranée et les derniers
contreforts alpestres une étroite lisière littorale qui,
du point où elle prend naissance jusqu'à celui où
elle finit, ne mesure guère en moyenne plus de
500 mètres de longueur et 200 en largeur. C'est le
le long de son parcours que se développent parallèlement, d'une part la route nationale de Nice et de

l'autre, *la promenade du Midi*, promenade recher-
chée par les malades et qui le serait avec plus de
profit pour eux, si à l'instar de la *promenade des
Anglais* de Nice, elle était ombragée par une rangée de palmiers. Sous le ciel plus doux, plus égal
de Menton, cet arbre de l'Orient prospérerait merveilleusement, sans exiger les soins dont il est
entouré à Nice et à Cannes. Je n'en veux d'autre
preuve que les magnifiques palmiers de Bordi-
ghiéra, qui balancent leurs palmes majestueuses
dans l'azur du ciel, à quelques milles de Menton.
A cela on objecte je ne sais plus quel privilège
suranné concédé aux pêcheurs de Menton, à une
époque où la prospérité et le bien être de la cité ne
dépendaient pas sans doute comme aujourd'hui,
de la présence des étrangers dans la station.

Quatre vallées rayent perpendiculairement à la
mer la baie occidentale :

§ 1o Le *val de Menton*, étroit, sinueux,
creusé sur le versant ouest du Mont-Othon au
fond dequel serpente le *Fossan*, offre aux malades d'excellents abris, et une promenade des
plus hygiéniques, surtout lorsque règne la Tramontana de Gênes. Il serait à désirer qu'elle fut

rendue carrossable sur une plus grande longueur.

§ 2° La vallée du *Carreï*, la plus belle, la plus
large, la moins tourmentée dans son développement,
se déroule le long du torrent Carreï jusqu'à Saint-
Roman (hameau de Monti) entre des collines ondu-
leuses et couvertes d'une végétation resplendissante. Cette large avenue ombragée d'une double
rangée de platanes forme la grande route de Menton à Sospel et à Turin. La rive gauche qui reçoit
en plein les chaudes influences du couchant offre
le caractère franchement tropical. Abritée des
vents d'Est et des vents de la mer, dont la sépare
une assez grande distance, cette zone comprend
une des promenades que je ne saurais trop recommander aux valétudinaires : La *Pietra scritta :*
parvenue à la hauteur du pont du chemin de fer,
celle-ci se contourne dans la direction de l'Est, et
va se confondre avec le versant des *Rigaudi*. C'est
sur cette zone déclive, si priviligiée sous le rapport du calme et de la chaleur atmosphérique que
s'élèvent le bel hôtel des Iles-Britanniques, le Na-
tional et grand nombre d'élegantes villas. Les
assises inférieures servent d'emplacement à l'hôtel du Louvre et à ses beaux jardins. Tout-à-

fait en contre-bas des Rigaudi, dans une position non moins hygiénique, se déroule le quartier Urbana où se trouvent les hôtels des Ambassadeurs, de Venise, d'Orient, des Alpes et de Malte. Enfin se signalerai comme des mieux abritée du vent et comme le plus longtemps visitée par le soleil en hiver la petite Provence qui s'étend sor la rive gauche du Carreï entre les ponts du Chemin de fer et du Carrei et qui va directement aboutir au *Jardin Public* (1).

Les rampes qui forment la rive droite de la vallée sont extrêmement boisées, mais couvertes d'espèces végétales qui dénoncent les influences plus sèches et relativement plus froides de l'Est, auxquelles elles sont exposées. Dans le haut du jour les malades trouveront sous les frais ombrages de ces collines, dans les *Bois de Monti* des réfuges contre les chaleurs hâtives du printemps.

Non moins favorisée au point de vue climatorial

---

(1) Le projet heureusement abandonné aujourd'hui de bâtir une grande Eglise le long de cette Promenade eut été déplorable à tous les points de vue; envisagé au point de vue exclusivement de l'hygiène, un monument de cette importance aurait immédiatement changé la condition météorologique de ce quartier, et l'eut rendu dangereux pour des malades. Ce sont là des notions élémentaires de Climatologie médicale.

que la rive gauche du Carreï, la rive droite comprend dans son développement péri-urbain les terrains montueux qui s'étendent entre le Carreï et la
vallée de Borrigo. Ce mamelon forme les assises
inférieures des collines étagées que surmonte le
monastère de l'*Annonciata*. Il reçoit les influences
méridionales tempérées par l'action des vents latéraux et fait ainsi le pendant des Rigaudi, dont il
partage les conditions météorologiques et les propriétés médicales. C'est le quartier des Vignasses
et de Vallières : il domine la gare. La spéculation,
en adoptant cette partie de la ville, a fait preuve
d'intelligence, tout en favorisant l'intérêt des malades.

En contre-bas des collines des Vignasses s'étend
une zone de terrain qui n'est que la continuation
territoriale du quartier *Urbana* dont il offre les
qualités hygiéniques. On la désigne du nom de
Condamine. Elle forme un quadrilatère à surface
plane planté d'orangers, limité au Nord par les terrains de la gare, à l'Ouest par la rive gauche du
Borrigo, au Midi par la route nationale de Nice et
à l'Est par l'avenue de la Gare.

Le quartier de la *Condamine* jouit en tout temps
d'une douceur et d'un calme atmosphérique excep-

tionnels, qu'il doit à l'infériorité de son niveau territorial, et aux abris orographiques qui en découlent.

Ces heureuses dispositions climatoriales diminuent sur la rive opposée du Borrigo et sur les terrains limitrophes dans la direction de l'Ouest : il règne habituellement à l'embouchure de ce torrent une agitation·sensible dans l'air qu'expliquent d'une part le voisinage immédiat de la mer, dont l'action n'est pas tempérée, comme à la Condamine, par une rangée de hautes constructions, et de l'autre. l'éloignement graduel des montagnes, qui permet aux courants descendant du Nord-Ouest d'effleurer dans leur course la zone littorale intermédiaire.

Au-delà des *Pigautiers*, dans le quartier dit *de la Madone*, la météorologie locale se trouve modifiée dans ses conditions hygrométriques par la grande ombre que projettent hâtivement en hiver les rampes boisées du *Cap Martin*. Cette partie de la baie perd ainsi en sécheresse et en température ce que les chaînons alpestres, en se détachant de l'arête principale, lui assurent en protection anémoscopique.

§ 3.

La vallée du *Borrigo* sillonne la baie occidentale parallèlement à la vallée du *Carreï*, à l'Ouest
de celle-ci. Plus encaissée, plus sinueuse que sa voi-
sine, cette vallée est aussi plus favorisée sous le
rapport de la température et des abris contre les
vents latéraux. Je ne parle pas des influences septentrionales : elles y sont absolument inconnues.
Les tièdes brises y arrivent dépouillées de leurs
molécules salines et combinées aux émanations par-
fumées qui s'exhalent d'une végétation peut-être
sans rivale en Europe.

Le val de *Cabroles* et le petit hameau de ce nom
auxquels conduit la vallée, constitue dans la météorologie générale de la baie de l'Ouest un *climat
local*, tant par la température égale et élevée qui y
règne que par la puissance de ses protections hypsométriques. Ce coin de terre privilégié pourrait
être le *Cannet* du Menton, s'il était rendu habitable
pour des malades accoutumés sinon au luxe, du
moins au plus simple confort.

§ 4. — VALLÉE DU GORBIO

Après que l'on a contourné le palais de la Madone, dont les beaux jardins et les magnifiques pins parasol, l'arbre italien par excellence, rappellent les villas princières de Rome, on ne tarde pas à pénétrer dans la vallée du Gorbio. Ce poétique vallon qu'on devrait plutôt appeler la vallée des *Violettes* ou des *Anémones* ne le cède en rien à celles que nous venons de décrire. D'un accès plus facile pour les malades que le Borrigo, mieux abritée et plus favorisée sous le rapport de la végétation que le val de Menton, la vallée du Gorbio en diffère surtout par la direction de son axe, qui au lieu d'être Nord-Sud plein, comme les trois premières vallées, regarde le Sud-Est. Aussi l'air légèrement moite et tiède, sans pour cela être dépressif, qui règne dans cette région porte-t-il bien fidèlement les caractères de son origine.

Cette étude météorologique des différentes circonscriptions territoriales de la baie de l'Ouest nous conduit à établir la résultante climatoriale du bassin dans son ensemble.

Comparée à celle de la baie de Garavan, elle peut se formuler ainsi : l'air qui régit la baie de l'Ouest est plus humide, moins chaud et moins calme que celui qui régit la baie orientale.

Ce manque d'unité dans la météorologie générale de la station et dans ses effets physiologiques laisse aisément pressentir un défaut d'unité correspondant dans les applications médicales. Nous en verrons la preuve dans un instant. Toutefois je m'empresse de le faire remarquer, si le climat diffère dans les deux baies, il reste identique à lui-même dans l'étendue de chacune d'elles prise isolément. Pour ces motifs la division Climatologique en zone littorale et en zone des collines appliquée par quelques auteurs à toutes les stations de la Méditerranée indistinctement, ne saurait l'être à Menton et ne pourrait servir de base aux indications et aux contradictions médicales. Dans la baie de l'Est (Garavan), nous l'avons vu, en fait de zone littorale, il n'y a que des rampes abruptes qui plongent à pic dans la mer. Dans la baie de l'Ouest, la lisière cotière est tellement étroite et peu étendue qu'elle ne saurait se prêter à une division scientifique sérieuse.

La différence d'orientation et de configuration

explique a elle seule la différence climatoriale
et spécialise les applications médicales. Je sais que
cette manière de voir est en opposition avec celle
dès auteurs qui ont observé dans la station ; mais
elle n'en est pas moins exacte, puis qu'elle repose
sur les dispositions topographiques même de Menton. En outre mon opinion se trouve corroborée par
les expériences faites à Monaco par le docteur Gil-
lebert d'Hercourt. Elles démontrent que l'air marin manifeste ses effets dans l'atmosphère ambiante
à une distance de 400 à 500 mètres du rivage en
ligne horizontale et à 70 mètres en élévation. Or,
nous venons de voir que la zone littorale de la baie
de l'Ouest (il n'en existe pas dans la baie de l'Est)
ne mesurait guère en moyenne plus de 250 à 300
mètres. Dès lors que devient la division climatologique avec ses applications médicales ? Elle n'a
plus sa raison d'être à Menton : la zone des collines
se confondant avec celle du littoral dans ses rap-
ports avec les influences marines.

D'ailleurs il ne faudrait pas s'exagérer l'importance du rôle que joue l'air de la mer dans la Climatologie de la station. Le calme profond qui
règne en temps ordinaire dans l'atmosphère du
golfe et que garantit l'hémicycle alpestre, règne

également dans la mer, dont les vagues à peine sou-
levées viennent mollement mourir sur la plage ;
aussi la brise marine est-elle à peine sensible à
Menton. Ce n'est qu'exceptionnellement au prin-
-temps, plus particulièrement quand souffle la Tramontana de Gênes (N.-E.) c'est-à-dire en moyenne
annuelle huit jours (Bottini), ou le vent d'Ouest
(mistral dérivé), cinq jours par an, que la mer
sort de son calme, et que l'atmosphère ambiante
se trouve saturée de molécules salines. A l'exception de quelques hôtels et des villas immédiatement situées sur le bord de la mer, qui reçoivent de première main la buée marine, le reste
de la station ne paye qu'un très léger tribut au
voisinage de la mer et aux influences qui en éma-
nent. S'il existe une objection à faire à la proxi-
mité de la Méditerranée, elle réside bien plus selon
moi dans l'énervation que produit à la longue sur
certaines organisations impressionnables le bruit
continu et monotone des flots (1).

_____

(1) A ce propos, je dois déclarer que je n'ai pas observé
sur les hivernants à Menton l'intolérance signalée par
quelques auteurs sur les hivernants à Nice (Du Climat de
de Nice et de ses indications et contre indications, D^r
Barety 1882). J'ai fréquemment employé, l'iodure de potassium, le Chlorure de Sodium et le Bromure de Potassium
etc. sans provoquer le moindre signe d'intoxication ni d'intolérance.

Je n'ai pas à insister davantage sur une vérité qui saute aux yeux. En résumé il n'existe à Menton qu'une division climatologique admissible et rationnelle : celle qui a été tracée par la nature elle-même et qui se trouve représentée par le double bassin qui forme le golfe au fond duquel s'abrite la station. Celle-là seule doit servir de guide au médecin dans ses indications aux malades.

CHAPITRE VI

NATURE DU CLIMAT DE MENTON

Les développements d'ordre exclusivement météorologique dans lesquels je viens d'entrer, et que
j'ai présentés sous la forme la plus succinte, m'a-
mènent naturellement à rechercher la véritable
place qui revient au climat de Menton dans la
grande famille des stations médicales. J'ai le regret de le dire : Menton jusqu'à ce jour n'a pas été
classé conformément à la nature de son climat et
à sa spécialisation thérapeutique. L'incertitude et
la contradiction règnent dans les appréciations des
auteurs, quand il s'agit d'en préciser le caractère
et les indications. Les uns, et c'est le plus grand
nombre, n'hésitent pas à ranger Menton dans la catégorie des climats excitants ; d'autres plus cir-
conspects et meilleurs observateurs s'abstiennent
de se prononcer et restent dans le vague. Les premiers sont dans l'erreur et les seconds trouvent
leur excuse dans l'insuffisance de nos divisions

classiques, qui ne visent que des oppositions climatériques et passent sous silence les. intermédiaires
qui forment l'importante catégorie des *climats
mixtes*. Parmi les auteurs qui se sont occupés de climatologie médicale M. le professeur Jaccoud et M.
le Dr Ferrand, médecin de l'hôpital Laënnec, font
exception. M. le Dr Ferrand s'exprime ainsi dans
son ouvrage sur les Formes et le Traitement de la
Phthisie (phthisie pulmonaire. Page 94). « Les villes
« d'hiver peuvent se diviser en trois classes, selon
« qu'elles se présentent avec des qualités opposées,
« c'est-à-dire incapables d'excitation ou plutôt ca-
« pables de calmer l'activité des fonctions de l'éco-
« nomie ou bien enfin *avec des qualités moyennes*
« d'où résulte un effet tonique mesuré et incapa-
« ble de se transformer en excitation générale ou
« locale. »

En effet, en dehors des travaux de ces deux auteurs, rien de moins philosophique et de plus défectueux que la classification banale établie par des
climatologistes qui n'ont étudié les stations médicales que dans leur cabinet, divisant les climats
tempérés de l'Europe en deux grandes càtégories :
Climats mous et sédatifs parmi lesquels se trouvent indifferemment rangés: Madère, Pau, Venise,

Pise et Rome. Climats secs et stimulants, comprenant Hyères, Cannes, Nice, Menton, San Remo, Naples, Alger, Palerme, Valence et Palma, etc.

Pour qui a visité ces différents postes hygiéniques et en a observé sur place les effets sur l'organisme sain et malade, ce classement paraîtra singulièrement fantaisiste, pour ne pas dire davantage. Comme je ne fais pas ici de la critique de parti-pris, mais une étude impartiale qui n'a en vue que des principes et non des personnalités, je me bornerai à rectifier les rapprochements intéressant directement notre station. Ainsi je ne puis m'empêcher de sourire quand je vois par exemple « Naples et Menton ! » rangés côte à côte comme similaires ! Naples, le climat inconstant par excellence, tourmenté comme son sol volcanique. Cette station voit se succéder dans une même journée les phénomènes atmosphériques propres aux climats septentrionaux et aux climats du Midi. Il y gèle, il y neige, dans le cours de vingt quatre heures le thermomètre s'y livre à des écarts fantastiques ; le matin, il règne un froid vif auquel succède dans l'après-midi une chaleur humide et accablante. Cette extrême variabilité de l'atmosphère dépend de l'antagonisme perpétuel qui existe

entre les vents septentrionaux et les vents austraux, grâce à la liberté avec laquelle les éléments
anémologiques, de quelque côté qu'ils viennent, ba-
layent la ville. Quand je compare cette météorolo-
gis turbulente à l'égalité qui caractérise le ciel
Mentonnais, les effets perturbateurs et souvent
désastreux du ciel Napolitain avec les heureux résultats que produit la station Ligurienne, je cherche envain l'analogie et la justification du rap-
prochement classique.

Ma surprise n'est pas moindre en voyant figurer
parmi les climats stimulants et secs Valence, la
ville où, selon le proverbe Espagnol, que je traduis
en français :

La viande est un légume,

Le légume est de l'eau,

Les hommes sont des femmes,

Et les femmes ne sont rien. (1)

Climat mou, humide et hyposthénisant au suprême degré.

J'en dirai autant de Palma, à Majorque, que j'ai
visité il y a vingt ans pendant l'hiver (1862). Si-

---

(1) *Climat de l'Espagne.* Page 134. Dr Cazenave, de la
Roche. Paris 1863. Plon éditeur.

tuée au fond d'un golfe, abritée des vents du Nord par un rideau de montagnes, cette station doit à sa situation topographique sa température élevée ainsi que son uniformité et sa hauteur hygrométrique habituelles. Ce climat est naturellement sédatif et n'offre aucun des caractères des climats secs et stimulants.

Je ne m'explique pas davantage le classement de Palerme parmi les climats secs et stimulants. Je n'ai pas séjourné assez longtemps dans la station Sicilienne, pour que mon opinion sur la nature de son climat et de ses effets fasse autorité ; mais en m'appuyant sur les observations aussi longues que consciencieuses du Dr Vivenot (1), je suis conduit à considérer Palerme comme appartenant à la catégorie des climats sédatifs, conséquemment utiles dans la phthisie éréthique accompagnée, selon la loi, d'un toux sèche et d'une secrétion catarrhale peu abondante. Cette appréciation trouve sa raison d'être dans la prédominance anémométrique des vents de l'Ouest, qui se combinent avec ceux du Sud et engendrent le *libeccio*, ce vent de retour de l'Alizé, dont la douceur et l'humidité impriment

_____

(1) lv. cit. in-8. Cazenave de la Roche.

son cachet à l'atmosphère Palermitaine. S'il y avait à établir une comparaison, Palerme rappellerait à un assez haut degré Madère.

Je ne puis également admettre Malaga parmi les climats excitants. J'ai séjourné deux fois dans cette station : elle a été chaque fois l'objet de ma part de serieuses observations, et je suis assuré d'avance que ni les malades qui ont résidé dans la station Andalouse ni ses habitants ne me contrediront, quand j'affirmerai que l'air de Malaga est essentiellement sédatif, pour ne pas dire dépressif. Il me serait facile de poursuivre cet examen comparatif, et de démontrer combien est défectueuse la classification, en ce qui touche les autres stations.

Ce court parallèle suffira à dénoncer l'inexactitude de la division des climatologistes. Je vais à propos de Menton en signaler l'insuffisance.

Sans quitter le littoral Franco-Ligurien, je prends Hyères et Cannes comme termes de comparaison avec Menton. L'École range ces trois stations indistinctement dans la classe des climats secs et stimulants. Or la météorologie et l'observation clinique établissent dans la constitution atmosphérique et l'action médicale de ces trois milieux des différences assez accentuées, pour ne pas les placer dans la même catégorie climatologique :

Cannes constitue un climat sec et tonique par excellence : ses indications sont aussi tranchées que ses effets. Les ouvrages de MM. Buttura, de Valcourt et Bernard, ne laissent aucun doute à cet égard. Hyères est non moins tonique, mais moins excitant. Menton participe dans ses effets des climats fortifiants et sédatifs et forme ainsi par une association heureusement pondérée de l'élément tonique et des influences hyposthénisantes un climat, mixte tenant le milieu entre les deux groupes climatologiques de l'École et que j'appellerai *Tonisédatif.* Dans un prochain travail, je prouverait que Menton n'est pas la seule station qui forme cette classe intermédiaire et que le nombre des postes hygiéniques qui rentrent dans la famille des climats mixtes est plus grand qu'on ne le suppose. Le jour où les praticiens seront mieux renseignés sur cette partie de la Climatologie médicale, les indications seront plus exactes et l'émigration plus féconde en bons résultats pour les malades.

A propos de la spécialisation du climat de Menton et de sa valeur médicale, je me vois à mon grand regret dans l'obligatien de combattre, comme manquant de justesse et de justice, les appréciations de M. le professeur Jaccoud.

Le savant climatologiste en parlant des stations de la Rivière, page 474 de son livre sur la *Curabilité* de la *Phthisie pulmonaire* s'exprime ainsi :

« On peut dire en toute vérité que l'action exci-
« tante diminue régulièrement et graduellement
« de l'Ouest à l'Est. Cannes est en effet plus exci-
« tante que Menton ; Menton l'est plus que San-
« Remo, qui l'est à son tour plus que la Spezzia. »
Supprimez Menton de la formule climatologique, intercallez Nervi (1) entre San-Remo et la Spezzia et la gamme climatérique descendante sera parfaitement vraie. Je l'ai dit et je ne saurais trop le répéter, bien que située sous le même isotherme que Cannes, Nice et San-Remo, et malgré son voisinage topographique immédiat de ces stations au milieu desquelles elle se trouve enclavée, la résidence Mentonnaise n'en constitue pas moins une individualité climatoriale qui a sa physionomie propre, indépendante, un climat essentiellement

---

(1) *Nervi et son climat,* Dr Cazenave de la Roche. Revue d'Hydrologie medicale Française et Etrangère, 25 octobre 18668.

local. Aussi quand M. Jaccoud range indifféremment Menton dans la même série climatologique que les autres stations de la Rivière, commet-il une erreur contre laquelle protestent les documents de météorologie comparée et clinique, qui font la teneur de ce livre. Envisagée au point de vue de leur degré d'excitation tonique, Cannes, Nice, San-Remo, Nervi et la Spezzia forment en effet une échelle climatérique graduellement décroissante, dont Cannes représente le degré la plus élevé et la Spezzia le plus bas. Entre ces deux milieux parfaitement tranchés, San-Remo trouve sa place. Cette station, ainsi que je le disais dans une étude publiée il y a une quinzaine d'années dans la *Gazette des Hôpitaux* et dans la *Gazette des Eaux,* (1) doit sa caractéristique médicale à la prédominance des influences anémographies latérales (Est et Ouest) combinées avec celles qui lui viennent du Sud.

Si je ne craignais de donner à cette simple rectification un caractère passionné, qui est bien loin de ma pensée, je ferais également observer à M. le professeur Jaccoud que sa mésestime du climat de

_____

(2) *San Remo et son climat*. Gazette des Eaux, janvier 1866. Dr Cazenave de la Roche.

Menton est d'autant moins fondée que cette station jouit exceptionnellement en Europe de cette *uniformité météorologique* dont il fait avec juste raison dans son livre la condition *sine quâ non* d'un climat médical. Cette égalité, Menton ne la possède pas évidemment à un degré comparable à celui observé à Madère, mais incontestablement supérieur à Alger, la station type de M. le professeur Jaccoud. Tous les malades qui ont passé l'hiver à Alger, même dans le quartier priviligié de Mustapha, ne partageront pas les préférences de mon distingué confrère pour cette station, où la température diurne subit au coucher du soleil de si grands écarts thermométriques.

Comme je n'ai pas mandat pour défendre toutes les stations de la Rivière, je ne poursuivrai pas plus loin ce plaidoyer. Les plumes autorisées ne manqueront pas d'ailleurs dans chacune de ces stations pour répondre victorieusement aux appréciations dédaigneuses de M. Jaccoud. Quant à Menton, il n'a nul besoin d'avocat : ses titres cliniques suffisent et ses cures aussi nombreuses qu'inespérées parlent plus haut que les dissertations doctrinales les plus savantes.

CHAPITRE VII

INFLUENCE DU CLIMAT

SUR L'INDIGÉNAT

---

§ 1.

Le caractère toni-sédatif que je reconnais au climat de Menton, trouve, selon la loi Hippocratique, sa vérification dans la tempérament de l'indigène. Ici comme partout le Mentonnais est la traduction fidèle du milieu où il vit. On observe dans l'indigénat tous les attributs constitutionnels d'un tempérament dans lequel l'élément lymphatique et l'élément sanguin sont parfaitement combinés et équilibrés. Le Mentonnais n'est ni franchement lymphatique, comme l'ont dit Bottini et ses compilateurs, ni absolument sanguin ; il porte dans toute sa personne le caractère de son climat c'est-à-dire le caractère mixte.

Mon opinion à cet égard me paraît la seule vraie et rationnellement soutenable. Les auteurs qui prétendent que le Mentonnais est lymphatique et que le climat est excitant ne sont même pas logiques avec eux-mêmes. Entre le lymphatisme de l'indigène et l'excitation climatérique, il y aurait ainsi une contradiction qui n'entre pas dans les habitudes de la nature, et qui ne procède que d'une fausse appréciation des auteurs.

La modalité climatoriale de Menton apparaît également dans les caractères, les habitudes et dans la nosographie locale.

Le Mentonnais est d'une nature affable, et d'un commerce agréable : il aime la vie de famille. Les discussions politiques n'ont pas le don de le passionner ; la population est foncièrement religieuse. Ses mœurs sont pures et ses goûts d'une grande simplicité. Les crimes y sont très rares. Sans être précisément enclin à l'indolence, il porte en lui une certaine *morbidezza*, qui est un des traits caractéristiques des races méridionales et plus particulièrement de l'Italie. Il est d'une grande sobriété. A Menton l'ivresse est également très rare, bien que la région produise d'excellents vins. Peut-être est-ce une raison : l'ivrognerie étant une plaie des

pays où l'on ne cultive pas la vigne. Son alimentation est des plus frugales : les légumes en font la
base ordinaire. Cette insuffisance azotée peut-être
atténuée dans ses effets débilitants parmi les classes
aisées, parce que celles-ci trouvent une compensation
physiologique dans le bien être, et le comfort que donnent la fortune. Mais parmi les populations laborieu-
ses des campagnes, condamnées aux rudes travaux
des champs, ce mode d'alimentation reste sans correctif. Les dépenses excèdant les recettes, l'équilibre
organique se trouve rompu et les fluides blancs
prédominent. Aussi les classes ouvrières offrent-
elles à Menton les signes extérieurs du lymphatisme, mais je le répète, d'un lymphatisme acquis et
non originel, exclusivement imputable à de mau-
vaises conditions d'hygiène et nullement à l'action
déterminante du climat.

Le Mentonnais est d'une stature généralement
élevée, d'un développement somatique bien équili-
bré. Le crâne offre un beau développement avec
un angle facial se rapprochant sensiblement de
l'angle droit. La femme, surtout la femme du peu-
ple, rompue de bonne heure aux fatigues muscu-
laires qu'exige le transport des citrons, part qui
lui incombe dans la récolte de ce fruit, doit à ce

rude métier cette ampleur et cette harmonie plastique dans les formes qui frappent l'étranger. Les
traits ne manquent pas de régularité et la physionomie emprunte à des yeux généralement bien
fendus une expression qui n'est pas sans charme.

L'indigène parvient à un âge avancé. La statistique démontre que sur 1000 individus on compte
en moyenne neuf octogénaires. Les décès se chif-
frent dans la proportion de 2 0[0 ou 1 sur 49,7.
Avant d'examiner la nosographie locale, je dois
signaler un effet physiologique du climat non
encore mentionné par les auteurs.

Au nombre des effets physiologiques produits par
le climat de Menton sur l'économie animale, il en
est un qui me frappa par sa singularité dès les premiers temps de mon séjour dans cette station hivernale.

Quelques mois après mon arrivée à Menton, il
s'opéra sur ma personne et successivement sur
deux membres de ma famille et deux de mes servi-
teurs, un amaigrissement notable, sans que le phénomène physiologique déterminât le plus léger
trouble dans l'équilibre fonctionnel.

Désireux de savoir si je me trouvais en présence
d'un fait isolé et purement fortuit, ou d'un effet

imputable au climat, je dirigeai mes investigations
d'abord du côté de la population indigène, dont
j'observai le type constitutionnel et en second
lieu au sein de la colonie étrangère. Je ne fus
pas longtemps à constater que le Mentonnais
est fort peu disposé à l'embonpoint, et encore moins
à l'obésité. Généralement sec, bien musclé, il est
plutôt maigre que gras. Or, selon le précepte Hy-
pocratique, si l'homme est la traduction, le reflet
fidèle du milieu qu'il habite, l'absence de graisse
chez l'indigène constituait déjà à mes yeux une présomption pour attribuer ce phénomène physiologique à l'influence climatoriale.

Toutefois, cette première preuve ne me parut
pas suffisamment concluante ; je poursuivis mes
recherches sur un certain nombre de personnes
étrangères au pays, arrivées récemment et jouis-
sant d'une bonne santé. Les pesées régulières et mé-
thodiques que je pratiquai sur elles confirmèrent
pleinement mes suppositions premières et m'auto-
risèrent à conclure que, sous l'influence modificatrice
de l'atmosphère sèche, chaude et relativement égale
de la station hivernale de Menton, les individus
bien portants, gras et obèses, ou simplement dis-
posés à l'embonpoint maigrissent assez rapidement,

sans que leur santé en soit le moins du monde al-
térée.

J'en étais là de mes recherches, lorsque quelques
mois plus tard j'eus connaissance d'une communication formulée dans le même sens à la *Société de
Médecine et de Climatologie* de Nice par mes honorables collègues MM. Thaon, Macario et Milliot.
Frappés comme moi de l'amaigrissement qui se
produisait sur des étrangers hivernant à Nice et à
Hyères, ces observateurs étaient arrivés chacun de
leur côté à des résultats absolument identiques à
ceux que j'avais constatés moi-même à Menton. Il
me fut alors démontré que la maigreur déterminée
par l'influence climatoriale n'était pas un effet
spécial de l'air de Menton et que l'on pouvait poser
en principe que l'atmosphère du littoral méditerranéen en général faisait maigrir.

Le fait aujourd'hui mis hors de doute n'attend
plus que son explication. Elle nous paraît toute
entière dans la physiologie expérimentale. En effet, les expériences d'Eberlé, reprises plus tard et
confirmées par Claude Bernard, ont mis en lumière
le pouvoir émulsionnaire du suc pancréatique sur
les huiles et les graisses. Le premier de ces deux
physiologistes nous dit à la page 251 de son livre

(Physiologie der Verdumung) : « Le suc pancréa-
« tique est capable de maintenir la graisse dans un
« état d'extrême division, et d'en former une émul-
« sion. » Après lui, Claude Bernard « mêla de la
« graisse fluide avec du suc pancréatique, et il se
« forma une émulsion parfaite. » *(Du suc pancréatique et de son rôle dans les phénomènes de
la digestion. Archives générales de Médecine
1849).*

Le suc pancréatique favorise donc la digestion
des graisses et des huiles, et celles-ci digérées vont
se réunir dans les vaisseaux chylifères, pour contribuer à la formation des tissus supérieurs. Voilà
ce que nous enseigne la physiologie. La donnée acquise, nous nous demanderons maintenant en quoi
il serait invraisemblable d'admettre que l'air atmosphérique du littoral méditerranéen possédât
une action élective sur la glande pancréatique, et
qu'il eût la propriété d'en augmenter l'énergie
fonctionnelle. Procédant par analogie, ne trouvons-
nous pas une preuve à l'appui de notre opinion
dans la suractivité vitale, dont certains organes de
l'économie deviennent les centres permanents sous
l'Equateur et dans les régions Polaires ? La climatologie médicale ne nous apprend-elle pas en effet

que la chaleur humide des climats inter-tropicaux imprime à la sécrétion du foie une activité au-dessus de la normale physiologique? Ne voyons-nous pas les organes qui président à la chylification et à l'hématose acquérir une énergie extraordinaire sous l'action des fortes pressions et des basses températures des climats septentrionaux? Or, si l'affinité élective des climats torrides et polaires pour tel ou tel organe ou appareil organique est un fait indéniable, pourquoi donc refuserait-on aux climats des zones tempérées, et tout spécialement au littoral méditerranéen, qui occupe une si large place dans cette dernière catégorie climatologique, la propriété d'agir directement sur tel organe de l'économie, et tout particulièrement sur la glande pancréatique? Pour moi, m'appuyant sur l'observation médicale et sur la physiologie expérimentale, je n'hésite pas attribuer l'amaigrissement observé chez les hivernant le long de la zone littorale méditerranéen à la suractivité fonctionnelle imprimée par l'atmosphère de cette région à la glande pancréatique.

Je n'hésiterai pas davantage sur la question étiologique qui rentre bien plus dans le domaine de la physiologie pure que de la médecine pratique.

Qu'il me suffise d'avoir signalé à l'attention un fait, dont la portée thérapeutique n'échappera pas, j'en ai l'assurance, à l'appréciation des médecins.

Diverses objections ont été faites à l'explication étiologique que je donne du phénomène physiologique. (Société de Médecine Pratique, Séance du 6 octobre 1880.) Je crois pouvoir y répondre.

La première tendrait à attribuer l'amaigrissement observé à Menton à une exagération imprimée par le climat de la station aux fonctions de la peau. La sécheresse de l'atmosphère qui régit Menton établie par les nombreuses observations météorologiques qui précèdent, rend l'hypothèse absolument inadmissible. La prédominance anémographique acquise aux influences sèches et crues des vents d'Est, maintient la transpiration cutanée dans les limites relativement trop restreintes et qui, en aucun cas, ne dépassent pas la normale physiologique. Il n'est donc pas permis de rattacher l'amaigrissement au système tégumentaire. Je dirais plus : l'activité fonctionnelle de la peau serait-elle plus énergique à Menton, que je persisterais à ne pas le considérer comme la cause de la maigreur. Je puise mes motifs dans le résultat de mes observations personnelles recueillies sur les populations qui ha-

bitent la côte orientale d'Espagne. S'il est en effet
une région en Europe où le système cutané fonc-
tionne avec énergie, c'est bien certainement dans
cette longue lisière littorale qui s'étend depuis
Barcelonne jusqu'à Carthagène. Il faut avoir séjourné, comme je l'ai fait moi-même, dans ces contrées, pour se faire une idée exacte de la puissance
diaphorétique de cette atmosphère chaude, humide
et accablante. A Valence surtout, le plus léger
mouvement, le moindre exercice met tout le corps
en nage. J'en ai indiqué là cause anémologique
dans mon livre sur la Climatologie de l'Espagne (1).
Cependant, si l'on observe avec quelque attention
le type constitutionnel des indigènes, on constate
promptement que les individus sont plutôt gras que
maigres. Or, si l'abondance des sueurs était la cause
réelle de l'amaigrissement, ce serait l'inverse qui
se produirait.

Une seconde opinion contradictoire à la mienne
attribuerait l'amaigrissement à l'influence exclusive de l'air marin sur la constitution des individus
qui vivent le long des côtes de la mer en général.
Je ne saurais accepter cette seconde hypothèse,

_____

(1) Loc. cit.

par cette raison qu'elle s'appuie sur une donnée qui n'est pas rigoureusement exacte. Les habitants dês bords de la mer ne sont pas toujonrs maigres. L'assertion peut-être vraie par exemple sur les côtes de la Bretagne ; elle cesse de l'être dans les parages de la mer du Nord ; la maigreur peut caractériser les individus qui vivent sur les rivages de l'Italie ; elle fait place à l'embonpoint, à des tendances à l'hypertrophie adipeuse sur les côtes de l'Espagne et du golfe de Gascogne.

On pouvait non sans quelque logique supposer que le mode d'alimentation jouait un rôle actif dans la manifestation du phénomène physiologique qui nous occupe. Mais cette opinion n'est guère plus soutenable que les autres. A Menton la nourriture ne diffère en rien à celle du Nord, et la manière dont les aliments sont préparés est absolument identique à celle usitée dans la plupart des villes d'Europe. Bien que l'olivier croisse en abondance dans la campagne Mentonnaise, la cuisine se fait au beurre et nullement à l'huile, comme on serait porté à le croire.

Je suis donc fondé, jusqu'à preuve du contraire, à considérer l'amaigrissement observé sur les habitants de Menton, comme un effet physiologique exclusivement attribuable au climat de cette station.

CHAPITRE VIII

NOSOGRAPHIE LOCALE

Sous le rapport des endémies morbides, c'est-à-dire des maladies inhérentes à la localité, Menton est admirablement partagé. Ni la constitution géologique du sol, ni l'air, ni les eaux ne se prêtent à leur développement. Il n'existe pas de foyer d'impaludisme dans la superficie territoriale de la station. Ces documents nosographiques comme ceux qui vont suivre sont empruntés à la longue pratique du docteur Bottini, que j'ai connu au début de ma carrière et dont je me plais à rappeler ici l'esprit d'aménité et de bonne confraternité.

Les épidémies sont relativement rares à Menton. Le choléra qui sévit en 1854 sur toute la Rivière de Gênes épargna cette station. Dans les trente dernières années qui viennent de s'écouler, on compte deux épidémies de fièvre typhoïde graves, qui, par le fait n'en constituent qu'une seule, si on remarque le court intervalle auquel elles se succè-

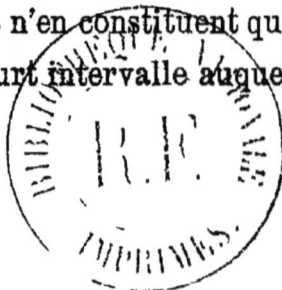

dèrent. La première fit son apparition au mois d'octobre 1854, après un été des plus chauds et. des plus secs, brusquement suivi de pluies torrentielles. Elle se prolongea jusqu'à la fin d'avril 1855 et réparut après une remission de six mois sous l'inffuence des mêmes perturbations atmosphériques. Elle eut une durée égale à la première.

Dans l'ordre de fréquence des fièvres éruptives la variole et rougeole occupent le premier rang. Elles ont toujours offert un caractère bénin, que l'on doit attribuer vraisemblablement, quant à la première, à la façon régulière dont les vaccinations sont pratiquées dans la population, à l'égalité et à la douceur du climat. La scarlatine s'y montre très rarement du moins à l'état d'épidémie. Quant à la coqueluche, Bottini n'en parle pas ; ce qui témoigne du peu de fréquence de l'affection.

« Les fièvres périodiques se voient rarement à « Menton, bien que Fodéré les y ait déclarées très « fréquentes, nous dit le docteur Bottini.» La divergence entre ces deux observateurs tient évidemment à une signification différente donnée à la dénomination de fièvres périodiques. Dans le langage médical on entend par fièvres périodiques, d'accès, des fièvres d'origine paludéenne. Or, ainsi qu'il ressort de l'étude géologique du territoire Mentonnais, il n'existe ni marais, ni marécages dans la région. Donc à ce point de vue, Bottini est parfaitement dans le vrai. Fodéré moins préoccupé des causes premières du syndrome que de sa marche a le tort d'appliquer à des fièvres dues à de brusques changements de température, conséquemment à caractère rhumatismal, une dénomination réservée aux fièvres d'accès d'origine paludéenne.

Puisque je parle de rhumatisme, je saisis avec empressement cette occasion pour constater non-seulement l'extrême rareté des manisfestations arthritiques au sein de l'indigenat, mais l'action curative que le climat exerce sur les étrangers qui sont sujets aux douleurs rhumatismales, surtout quand elles revêtent la forme névropathique.

Le calme habituel et la constance qui règnent dans l'atmosphère, l'absence d'humidité ambiante expliquent parfaitement le résultat thérapeutique réalisé dans une entité morbide où les fonctions de la peau jouent un rôle si important.

Sans sortir du cadre nosologique de l'affection diathésique, je mentionerai l'extrême rareté, pour ne pas dire l'absence relative de goutteux parmi les indigènes. Je suis porté à attribuer l'immunité, bien moins à l'influence climatoriale qu'à la sobriété de la population. J'en dirai autant des affections du Cœur, et des Organes Uropoiétiques. « Les maladies du Foie et de la Rate, au dire du Dr Bottini, ne se rencontrent jamais à Menton, »

Depuis que j'exerce la médecine à Menton mon attention a été attirée par les nombreux cas d'apoplexie qui se produisent au sein de la population indigène. Le fait n'avait point échappé à l'esprit observateur de Bottini. Toutefois je ne suis pas d'accord avec lui en ce qui touche à la cause déterminante. Si l'apoplexie procédait directement, comme il le croit, de l'abus des boissons alcooliques, la nosographie locale mentionnerait également des affections viscérales consécutives à l'alcoolisme (maladies de cœur, entérite, dégénerescence amyloïde du foie, albuminurie, etc.) Je pense plutôt que la lésion cérébrale dépend en grande partie de l'insolation ou de toute autre cause atmosphérique.

Un climat aussi privilégié, où l'air *ce pabulum vitœ* offre des qualités exceptionnellement favorable au développement des forces organiques, ne saurait se prêter à la genèse des maladies dystrophiques, dont la scrofule, le rachitisme et par dessus tout la tuberculose sont les plus redoutables manifestations. Aussi ces fléaux de l'humanité constituent-ils l'exception dans la nosologie Mentonnaise. On ne les rencontre guère que dans les quartiers déshérités, au sein de la classe pauvre, vivant dans les habitations mal aérées, victime de l'air confiné et d'une alimentation insuffisante.

A ce propos je crois devoir rappeler ici ce que j'ai dit dans l'introduction de ce livre concernant la valeur significative qu'on doit accorder aux statistiques locales. La nosographie prise sur l'indigénat ne préjuge nullement l'influence curative du milieu ambiant appliquée à la colonie étrangère. Dans l'appréciation des effets climatoriaux observés sur l'organisme autochtone et exotique, il y aura toujours à réserver une large part à l'écart provenant de la différence de race, d'origine, d'aptitudes constitutionnelles et d'habitudes hygiéniques. Procéder autrement conduirait à des conclusions absolument fausses. Ainsi, par exemple, tandis qu'à Menton, la statistique constate la rareté de la phthisie au sein de la population indigène, la nosographie locale mentionne au contraire son extrême fréquence à Madère, à Malaga et à Palerme. Est-ce une raison pour déconseiller aux phthisiques étrangers le séjour de ces trois importantes stations ? Je n'ai pas à donner une seconde fois la raison d'une contradiction qui n'est qu'apparente. Je me suis expliqué suffisamment à ce sujet en tête de ce livre.

CHAPITRE IX

CONDITIONS SANITAIRES

Les Eaux potables rentrent de plein droit au nombre des conditions sanitaires d'une ville. Aussi cette question d'hygiène publique doit-elle être l'objet d'un sérieux examen.

Si la station Mentonnaise est particulièrement favorisée, ainsi que nous venons de le voir, sous le rapport de l'*Air et des Lieux*, elle ne l'est pas moins sous celui de ses *Eaux*. On sait quel rôle important joue l'eau dans les conditions d'hygiène publique et privée et combien d'endémies et d'épidémies sont déterminées et entretenues par des eaux d'une mauvaise qualité. Le Goître et le Crétinisme, ces deux plaies du genre humain ne reconnaissent guère d'autre cause morbigène. Les eaux qui jusque dans ces dernières années ont servi à l'alimentation de la population Mentonnaise quoique bonnes, notamment celle de la *Vieille Fontaine* et de la *Fon-*

taine St-Julien, ont pu offrir une composition chimique qui n'était pas peut-être absolument irrépro-
chable; mais depuis le traité passé par la ville
avec la *Compagnie des Eaux de Menton* et *ex-
tensions,* on peut affirmer qu'il n'existe pas de
station sur le littoral qui puisse rivaliser avec
Menton sous le rapport de la bonne qualité des
Eaux potables et de leur régime hydraulique. Cette
assertion trouve sa confirmation dans les documents suivants, que je dois à l'obligeance de M.
Gaudry, ancien élève de l'école Polytchnique,
aujourd'hui l'Ingénieur-Directeur de la *Compagnie des Eaux de Menton.*

Les eaux proviennent d'une grande nappe soute-
raine qui coule sur le rocher formant le sous-
sol de la vallée du Carreï. En un point situé à peu
près au-dessus du couvent de l'*Annonciade,* cette
vallée est resserrée entre deux contreforts ro-
cheux. L'altitude de provenance des eaux constitue déjà une garantie de leur bonne qualité. Hip-
pocrate « estime les eaux qui coulent des lieux élevés, parce qu'elles sont chaudes en hiver et froides
en été (1). » C'est en ce point qu'a été établi le bar-

---

(1) Œuvres trad. par Littré, t. II : « *Des Eaux, des Airs
et des Lieux.*»

rage souterrain destiné à relever le plan de la nappe à la maintenir à un niveau fixé.

Ce barrage est élevé sur le rocher dans toute la largeur de la vallée et se soude sous le sol aux escarpements qui l'entourent. Il a fallu creuser en plusieurs endroits à 17· mètres de profondeur, pour trouver le rocher qui perce le barrage. Ce barrage est constitué par un mur en bêton de 1 mètre d'épaisseur en moyenne. En amont, on a ménagé en grosses pierres de 2 mètres d'épaisseur un drainage qui recueille les eaux et les dirige vers un puisart, d'où elles sont prises par la machine élévatoire. Le barrage s'arrête à 4 mètres au dessous du lit du torrent, et à cette hauteur il est couvert d'une chape imperméable entre les eaux du torrents et les eaux du sous-sol.

La machine élévatoire (à vapeur) monte l'eau dans un réservoir situé à 75 mètres au dessus du niveau de la mer. De ce réservoir les eaux sont distribuées en ville au moyen de conduites en fonte goudronnées à l'intérieur et à l'extérieur.

La machine élève 100,000 litres à l'heure, et l'on a, au moyen de pompes d'épuisement, pris 6,000 mètres par jour sans faire baisser le niveau de l'eau. D'après les conçessions, la Compagnie donne gratuitement à la ville 400 mètres cubes d'eau servant à alimenter : 1° 12 Bornes-Fontaines ; 2° 27 Bouches d'Arrosage et de Lavage ; 3° un Lavoir public. Cette quantité d'eau est déjà suffisante, et elle le sera bien plus, quand les canalisations s'étendront dans toutes les rues ; il ne tiendra qu'à la ville de l'augmenter et d'assurer ainsi la parfaite salubrité de ses différents quartiers.

Voilà pour le régime hydraulique des eaux.

Voici leur analyse qualitative et quantitative exacte qui vient d'être faite au Laboratoire de l'Ecole Nationale des Ponts et Chaussées de Paris :

Degré hydrotimétrique 21.5

Résidu de l'évaporation par litre :

Acide sulfurique	0.033
Chlore	0.008
Acide nitrique	0.009
Silice	0.010
Peroxyde de Fer et alumine	traces
Chaux	0.128
Magnesie	0.016
Alcalis	0.014
Matières combustibles	1.014
Acide carbonique, produits non dosés et pertes	1.103

Résidu total . . . 0.335

Paris, le 24 octobre 1882.

L'Ingénieur en chef, directeur du Laboratoire.

Signé : DURAND.

On le voit, la composition chimique de l'eau de
Menton est bien celle qui, selon les lois de l'Hygiène, doit caractériser une eau pour être potable.
La presence de l'acide carbonique combiné avec la
chaux, le fer, la magnésie et par dessus tout l'absence du sulfate de chaux constituent les plus sûrs
garants de sa pureté et de sa légèreté.

Au 31 juillet, c'est-à-dire au cœur de l'été, l'eau
n'accusait que 14° et était très abondante. Cette
fraîcheur confirme la justesse de l'appréciation Hippocratique.

—Il y a deux ans environ parut dans la Presse
Anglaise sous la signature d'un des membres du
Comité d'hygiène publique de Londres une critique aussi acerbe que fondée du système de drainage usité dans les différentes stations du littoral
méditerranéen. Bien que Menton fut moins particulièrement visé que Hyères, Cannes, Nice et San
Remo, cet article attira vivement mon attention.
Dans mon désir d'atténuer le retentissement fâ-
cheux qu'il pouvait avoir pour les intérêts de notre station, je publiai une réponse dans le *Conseiller médical* (1), de nature à dissiper en partie du

(1) *Conseiller médical*, Février 1880.

moins des craintes exagérées et à démontrer en même temps à l'édilité d'alors l'urgence d'une prompte réforme dans notre drainage urbain.

Cet appel fut-il entendu? Je n'ai pas de raisons pour le croire. Qu'il me suffise de rendre un hommage mérité au zèle de l'administration municipale actuelle, qui vient en quelques mois de réaliser des réformes sanitaires vainement réclamées depuis des années.

En tête des mesures de salubrité déjà prises, j'inscrirai le curage des égouts et ses garanties de fonctionnement. Ainsi, aux termes du traité passé par la Ville avec la Compagnie des Eaux, le nettoyage des canaux se trouve assuré par un volume de 200 mètre cubes d'eaux journellement fourni par la dite Compagnie : Or, cet appoint de liquides joint aux 700 ou 800 mètres cubes provenant de la Sorgio et de Beausset, dont la ville disposait déjà, forme une chasse d'eau considérable, capable de s'opposer à la stagnation, à l'accumulation et à l'endurcissement des matières détritiques. La pente du radier étant de 3 millimètres par mètre, on conçoit quelle peut être la rapidité de l'écoulement et sa force d'impulsion. Aussi n'a-t-il été nécessaire de nettoyer le réseau des égouts de Menton qu'une seule fois dans l'espace de quatre années.

C'est également à l'activité de la nouvelle municipalité que Menton est redevable de la disparition de ce Lavoir, si malencontreusement établi en plein Jardin-Public, et dont les eaux savonneuses et nauséabondes offusquaient la vue et l'odorat des promeneurs.

,Enfin, sans avoir à énumérer ici toutes les amélioration sanitaires en voie d'exécution ou adoptées en principe, je signalerai également l'éloignement de l'abattoir actuel à 1,200 mètres de la ville, dans la direction du Nord. Le déplacement de cet établissement de voirie offre au point de vue de la salubrité publique un double avantage : d'abord, celui de la distance qui le sépare de la cité, en second lieu, son heureuse orientation qui le met en dehors des vents prédominants dans la station : ceux-ci appartiennent exclusivement, on l'a vu plus haut, à la demi-rose Sud. Menton étant inaccessible aux vents du Nord, se trouve donc à l'abri des émanations délétères qui se dégagent de ce foyer de méphitisme, regrettable sans doute mais nécessaire.

Enfin, nous savons de source certaine que l'administration municipale est en voie d'arrangement avec la Compagnie du Gaz, pour arriver à bref délai au déplacement du Gazomètre, aujourd'hui trop enclavé au milieu des habitations de la cité.

CHAPITRE X

APPLICATIONS MÉDICALES

DU CLIMAT

Quand le médecin jette un regard sur l'ensemble de la colonie étrangère, qui chaque hiver vient
demander au climat de Menton ses bienfaisants
effets, il lui est facile de voir que la majorité des
malades portent à des degrés divers les signes non
équivoques de la Phthisie, de la Scrofule (quand
les deux processus ne sont pas réunis), du Rachitisme ; et que les simples lymphatiques, les anémi-
ques, les chlorotiques complètent le tableau. Cette
observation n'est pas particulière aux hôtes de
Menton ; elle est également applicable aux malades qui fréquentent les autres stations du littoral : Nice, Cannes, Hyères et San-Remo. Cette
analogie de clientèle observée dans les différentes
résidences hivernales, implique-t-elle la même
analogie dans leurs applications médicales ? Evidemment non. Quand il s'agit de ces états constitu-

tionnels où l'économie entière atteinte dans sa
vitalité dépérit, sans que pour cela aucun organe
soit plus particulièrement lésé, où l'ensemble fonctionnel frappé d'atonie se traîne et languit, quand
il faut en un mot remonter l'organisme, le médecin peut à la rigueur laisser au choix des malades
une certaine latitude, limitée pourtant aux stations du littoral : la dominante climatoriale de la
région étant la tonicité. Mais quand l'homme de
l'art se trouve en présence d'un processus morbide
aussi nettement défini dans ses lésions anatomiques et dans ses modalités que la Phthisie par
exemple, se borne à des indications aussi vagues
et aussi élastiques, faire de cette climatologie banale et *par à peu près*, à la portée des gens du
monde, c'est se montrer au-dessous de son mandat
et exposer les malades à des déplacements inutiles,
quand ils ne leur sont pas nuisibles. Aujourd'hui,
au point de développement et de précision où en
est arrivée la Climatologie médicale, il incombe aux
praticiens d'avoir sur la constitution climatoriale et
les applications des différentes stations hygiéniques
des données assez exactes pour pouvoir approprier
au milieu ambiant, non seulement la maladie et
les périodes du processus, mais le malade lui-même

avec le mode de réaction propre à son tempéramment.

Bottini et avec lui les principaux écrivains de
la station Mentonnaise, ont pris pour base de leurs
indications et de leurs contr'indications climatériques dans la thérapie de la phthisie pulmonaire,
les différentes phases anatomiques par lesquelles
passe le tubercule (période de crudité, de ramollissement et cavitaire). Les uns et c'est la majorité,
pensent que Menton ne peut être favorable aux
phthisiques qu'au 1er et au 2me degré de la dystrophie, et que parvenus au 3me degré, c'est-à-dire à
la période cavitaire, les phthisiques n'ont rien à en
attendre. D'autres, et c'est l'exception, considèrent
le climat de Menton comme susceptible d'applications utiles à tous les degrés du processus phymatique. Ces principes de Climatologie médicale pouvaient avoir cours, il y a environ une vingtaine
d'années, alors que la médecine imbue des doctri-
nes pathologiques de Laënnec ne voyait la phthisie que par son côté exclusivement anatomique,
sans s'occuper des causes, de la nature, de la modalité, en un mot de la pathogenie de l'entité : doctrine stérile s'il en fût, qui n'admettant pas la curabilité médicale de la phthisie conduisait fatale-

ment à un scepticisme désespérant. La science a
bien progressé depuis l'immortel auteur de l'*Auscultation médiate*. Aujourd'hui les indications
formulées par les climatologistes de la station
Mentonnaise ne sont plus au niveau de nos connaissances actuelles en phthisiographie, et retar-
dent étrangement sur le mouvement.

Dans le grand drame morbide de la phthisie le
tubercule ne joue plus qu'un rôle secondaire et
l'organisme considéré dans son ensemble joue le
rôle principal. Vassal de celui-ci, le tubercule n'est
pas, comme le croyaient Laënnec et son Ecole, un
être vivant au sein de l'économie d'une vie à part
et indépendante, absolument comme un parasite, le
tœnia, par exemple ; mais un produit morbide,
une hétérogénie mort-née, selon l'heureuse expression de mon regrettable maître le Dr Pidoux, procédant de l'organisme qui le crée de toutes pièces.
C'est donc d'une manière générale faire preuve de
vues bien courtes que de baser les appréciations
diagnostiques et pronostiques sur l'état anatomique du néoplasme seul et non sur l'état de l'organisme individuel. En ce qui touche la Climatologie
médicale, puiser les indications et les contr'indications dans le champ exclusif de la plesso-stethoscopie,

c'est exposer les malades à de singulières éventuali-
tés et soi-même à des erreurs regrettables. La clinique ne nous montre-t-elle pas journellement des tuberculeux porteurs de cavernes, dont la constitution
jouit encore d'une grande force de résistance et
d'une fermeté fonctionnelle remarquable? Et ne
voyons-nous pas à côté d'eux des phthisiques qui
n'en sont encore qu'à la période initiale, selon l'E-
cole (période de crudité) et dont l'organisme languis-
sant porte déjà les signes d'un état cachectique très
avancé? Il faudrait donc d'après les préceptes du climatologiste Mentonnais et les autres réserver tous
les bénéfices de ce climat pour ceux-ci, et priver
ceux-là d'une chance certaine de guérison. Ai-je
besoin d'insister davantage pour démontrer l'erreur et le danger d'une pareille doctrine ? Dans
l'état de nos connaissances actuelles, poser la
question c'est la résoudre. Du reste, fidèle à l'enseignement que j'ai pris en tête de ce livre de
m'abstenir de toute dissertation doctrinale et de
me renfermer dans l'exposé pur et simple des faits,
je me borne à affirmer ici un principe de pathologie phthisiographique indiscutable aujourd'hui,
et qui seul doit servir de critérium aux indica-

tions et aux contr'indications en Climatologie médicale.

Ces considérations m'amènent à formuler d'une façon que je rendrais aussi succinte que possible les applications médicales du climat de Menton. Les développements météorologiques qui précèdent les laissent entrevoir.

Un milieu atmosphérique qui reste tempéré, malgré sa chaleur relativement élevée, dont la sécheresse n'exclut pas la douceur, et qui par dessus tout jouit d'une égalité qu'il doit à la faiblesse exceptionnelle de ses oscillations thermométriques, barométriques et hygrométriques, en un mot un climat aussi bien pondéré dans la départition de ses facteurs, doit exercer une double action dans les maladies constitutionnelles liées à une surexcitation du système nerveux et dans lesquels le symptôme douleur joue un grand rôle. En ramenant la sensibilité à ses proportions physiologiques, en tempérant l'activité circulatoire du système vasculaire, l'influence climatoriale contribue à rétablir l'équilibre dans l'organisme. La restauration constitutionnelle qui en découle, trouve un puissant auxiliaire dans les dispositions telluro-cosmiques propres à la station.

De telles conditions doivent parfaitement s'adapter à une des formes de la phthisie la plus scabreuse et la plus décevante pour la thérapeutique: la forme *Eréthique*, dans laquelle la dystrophie se lie à une exaltation de la sensibilité et à un certain degré d'irritation locale.

A ce propos, je me vois dans la nécessité, malgré ma répugnance pour les stériles questions de priorité, de revendiquer comme mienne la division que j'ai établie le premier sur les différentes modalités que peut revêtir la phthisie pulmonaire (Erethisme, Torpidité). Cette distinction pathologique se trouve exposée dans mon travail sur l'*Action Thérapeutique des Eaux-Bonnes dans la phthisie pulmonaire*, paru en 1857, c'est-à-dire plusieurs années avant les écrits des auteurs qui n'ont fait que la reproduire. Saluée à ses débuts par des critiques plus acerbes que justifiées, cette donnée phthisiographique a désormais acquis droit de cité dans le lexique médical, et ceux-là même qui lui ont dénié tout sens scientifique daignent, faute de meilleure sans doute, se servir de cette double désignation dans leurs écrits. Certainement je n'aurais pas pris la peine d'affirmer mon droit de priorité, si on n'avait tronqué ma pensée, en présentant la donnée clinique sous

un jour d'absolutisme contraire à l'observation
et aux habitudes de la nature. Celle-ci ne procède point par opposition, mais par voie de transition. Tous les phthisiques ne sont pas nécessairement torpides ou érétiques. Il en est un très grand
nombre qui participent des deux modalités, c'est-à-
dire dont le tempérament réagit d'une façon mixte
sur la dystrophie. Nous venons de voir qu'il en
est de même pour les climats. Or, c'est précisément ce
métissage des deux modes morbides dont M. le professeur Jaccoud a consacré de sa haute autorité la
parfaite exactitude (1), cette forme intermédiaire
que mes compilateurs ont négligé de signaler.
Lacune regrettable, car elle a dans la question
climatologique pendante une portée d'autant plus
grande que c'est précisement à la classe des
phthisiques à modalité mixte que convient plus
particulièrement le climat toni-sédatif· de Menton.

A cette catégorie de malades, je conseillerai une
installation sur le mamelon des *Vignasses* ou sur
les rampes des *Rigaudi* : ces deux quartiers par-

(1) *Curabitité et Traitement de la Phthisie pulmunaire*,
Adrien Delahaie. Paris, 1881.

ticipant des conditions climatoriales des deux baies.

Un de mes clients à phthisie mixte, après avoir séjourné durant un hiver dans la première de ces circonscriptions et s'en être parfaitement trouvé, voulut, malgré mes conseils, habiter la promenade du Midi. Ce changement ne lui fut pas favorable. Il ressentit des troubles dans l'innervation cardio-pulmonaire (dyspnée, palpitations de cœur avec insomnie) qui l'obligèrent à regagner les Vignasses (quartier Jeansoulin). L'oppression diminua aussitôt, les mouvements du cœur se régularisèrent et le sommeil revint.

On a dit que le climat de Menton était des plus efficaces dans la phthisie torpide, même parvenue à la période cavitaire. Cette assertion est relativement vraie, s'il s'agit de la baie occidentale ; elle cesse de l'être dans la baie de Garavan. Pour être scrupuleusement exact et conforme à l'observation impartiale des effets, je dirai que dans les cas de phthisie torpide, lorsqu'il y a eu fusion par voie d'hérédité ou par voie d'évolution regressive acquise entre le tubercule et la scrofule, le climat de Menton restera insuffisant : son action fortifiante tempérée par l'action sédative n'étant pas à la hauteur du but poursuivi. Le climat de Cannes pourra dans les cas de ce genre lui être avantageusement substitué. En revanche, dans la phthisie essentielle à forme torpide mais non scrofuleuse ou arthritique (je ne parlerai pas de la phthisie herpétique, dont le siège, la lésion anatomique et les manifestations viscérales sont encore à l'état d'abstraction pathologique), dans laquelle le tempérament lymphatique coexistant n'a pas dépassé dans son évolūtion les limites physiologiques de l'hypergenèse antiplastique, les conditions atmosphériques qui régissent la station Mentonnaise seront particulièrement indiquées et d'une efficacité souveraine.

Ici l'action climatoriale fortifiante qu'il ne faut pas confondre, comme la plupart des auteurs, avec l'action excitante dont, au point de vue des effets, elle diffère essentiellement, se révèle souvent, comme le prouve le fait suivant, par des résultats cliniques auxquels peu de stations pourraient prétendre :

Un de mes malades âgé de 35 ans, né d'une mère phthisique et d'un père goutteux, sœur phthisique également ; tempérament lymphatique normal, constitution appauvrie, porteur à son arrivée à Menton d'une double caverne en activité. La pre-

mière, région sous claviculaire droite ; la seconde,
espace scapulo-rachidien même côté avec bronchite généralisée, côté gauche, reliquats pleuretiques. Hémophtysies antérieures : nombreuses, assez abondantes : trois hivers précédents passés successivement à Pise, à Pau, en Sicile, sans résultats
satisfaisants, débilité profonde, dyspnée extrême,
expectoration caractéristique abondante ; fièvre
vespérale température moyenne *38 50* ; sueurs
nocturnes, tube digestif assez ferme, Appétit normal ; phthisie torpide essentielle héréditaire à la
période cavitaire.

Ce malade se loge d'après mon conseil dans une
des villas de la baie de l'Ouest. A la fin du premier
hiver, remontement général ; disparition complète
de la Bronchite concomittante, la caverne sous cir-
claviculaire est en voie de cicatrisation complète.
Il n'y a pas eu d'hémoptysie durant l'hiver. La
fièvre du soir ainsi que les sueurs nocturnes ont
cessé. Saison aux Eaux-Bonnes, bien tolerée. Conso-
lidation des premiers effets réalisés par le climat
de Menton. Automne, cure aux raisins en Peri-
gord. Nouvel hiver passé à Menton, baie de l'Ouest
comme l'année précédente. Le printemps suivant
l'auscultation constatait une cicatrisation consoli-

dée des deux cavernes coïncidant avec une amélioration notable dans l'ensemble fonctionnel. Pas plus que l'hiver précédent *il ne se produisit d'hémoptysie*. Ce malade quitte Menton fin avril.

Une demoiselle d'origine Hollandaise, fille d'une mère diabétique et d'un père phthisique présentait à son arrivée à Pau (1871) les signes bien accusés du tempérament lymphatique avec la teinte caractéristique de la cachexie Paludéenne. Née dans un pays où l'impaludisme règne à l'état endémique, cette malade à eu pendant plusieurs années des accès de fièvre intermittente au printemps et en automne qui ne l'ont pas mise à l'abri de la phymatose qui l'amène dans le Midi. Du reste, ce n'est pas la première fois que j'ai été à même de constater que la prétendue incompatibilité admise par certains pathologistes entre la fièvre intermittente et la tuberculose n'était rien moins que prouvée. L'oreille perçoit, à l'arrivée de la malade à Pau, tous les signes d'une induration phymatique des deux tiers supérieurs du poumon gauche, à marche lente avec du frottement pleurétique à la base, même côté (phthisie torpide). La constitution molle et sans ressort de la malade, pas plus que la modalité morbide de la phthisie ne pouvaient évidemment trouver dans l'action dépressive du climat Béarnais des élement suffisants de tonicité. Aussi durant les trois hivers que la malade a passés à Pau était-elle régulièrement dans l'obligation d'aller chaque printemps demander aux effluves de l'océan où à l'air vif des montagnes un correctif à l'influence trop hyposthénisante de cette station hivernale, et la cessation des anciens accès de fièvre intermittente. La contr'indication du climat de Pau surabondamment démontrée, Mlle se rend, sur mon conseil, à Menton et se loge dans la baie de l'Ouest où elle passe six mois. Sous l'influence de cette atmosphère calme, tiède et modérément stimulante, l'organisme semble secouer sa torpeur originelle ; l'état fonctionnel acquiert une activité et une vitalité nouvelles, et l'auscultation constate tous les signes d'un arrèt dans la marche du processus phymatique ; la toux, l'expectoration et les sueurs disparaissent graduellement. Le printemps arrive sans que le moindre retour d'intermittence se manifeste. Mlle se rend aux Eaux-Bonnes dans les meilleures conditions pour suivre la cure thermale. Après trois hivers passés à Menton, la guérison peut dès aujourd'hui être considérée comme définitive.

Passons dans la baie de Garavan. Si j'interroge mes souvenirs et le recueil de mes observations cliniques, je trouve un cas de phthisie érethique héréditaire qui a été, sinon radicalement guéri, du moins nettement enrayé dans sa marche, puisque la personne qui en fait le sujet vit encore, et a pu depuis passer deux hivers successifs dans sa famille qui habite le nord de la France :

Mme, 32 ans, père phthisique, mère rhumatisante, quatre enfants. Tempérament lymphatique-nerveux. Impressionnabilité organique excessive. Hémoptysies antérieures fréquentes, mais peu abondantes. Les symptômes thoraciques remontent à la dernière couche, c'est-à-dire à deux ans. Depuis, toux, amaigrissement, perte d'appétit et des forces. Fièvre le soir.

A l'arrivée, Mme se loge sur mon conseil dans la baie de Garavan (Est) quartier Sainte-Anne.

La peau offre chaleur mordicante et sèche ; le pouls habituellement est vif, serré, petit, franchement fébrile dans l'après-midi, sueurs nocturnes. La toux est quinteuse ; l'expectoration rare durant le jour, plaquée, nummulaire avec fibres élastiques et très souvent striée de sang le matin ; voix voilée ; dyspnée intense ; mouvements du cœur irréguliers et souvent tumultueux, sans signes pathognomoniques d'une lésion cardiaque ; bruits de souffle à la base et de nature anémique. L'examen plesso stethoscopique révèle une infiltration tuberculeuse humide du tiers supérieur droit avec signes non équivoques de cavernules dans la fosse sus-épineuse et la région sus-claviculaire ; le murmure vesiculaire généralement faible, lointain dans le reste de l'organe ; déplissement incomplet des alvéoles ; respiration soufflante ; dyspepsie gastralgique avec alternance de diarrhée et de constipation. En un mot, tous les signes rationnels et sensibles d'une Phthisie à la deuxième période, à réaction franchement éréthique.

Je ne relaterai pas toutes les oscillations que présenta la maladie durant les six mois qui s'écoulèrent jusqu'au départ de cette dame de Menton. Qu'il me suffise de mentionner les résultats que me donna l'examen final en avril : remontement général de l'ensemble fonctionnel et organique ; le pouls plus lent a gagné en amplitude, en résistance et l'exacerbation vespérale à totalement disparu avec les sueurs nocturnes ; les fonctions digestives sont plus régulières ; la toux a perdu le caractère

quinteux ; l'expectoration est plus rare et franchement muqueuse, sauf quelques crachats du matin
qui conservent le caractère phymatique. L'auscultation constate la disparition absolue des râles ca-
vernuleux et ne perçoit plus que des râles de bronchite disséminés avec un murmure vesiculaire plus
timbré. Mme a repris de l'embonpoint, absence to-
tale d'hémophysie.

J'ai également soigné il y a trois ans dans une
villa de ce même quartier Ste-Anne une jeune
femme phthisique sur laquelle l'atmosphère toni-
sédative de la baie de l'Est a eu une action non
moins favorable. Mère de quatre enfants à 26 ans,
d'un tempérament nerveux et bilieux bien accusé,
épuisée par des couches trop rapprochées tout autant que par les chagrins, cette dame offrait des
signes non équivoques d'une induration phymatique à la période initiale et à modalité franchement éréthique. Une dyspepsie hépathique intense
et des métrorrhagies périodiques abondantes ne
pouvaient que favoriser l'évolution du processus
morbide, en appauvrissant l'économie.

La toux était sèche, ferine, expectoration rare,
striée de sang, peau sèche, pouls petit, serré.
Légères sueurs partielles nocturnes, fièvre le soir

avec violents accès de dyspnée, accompagnés de douleurs cardiaques très vives. Sommeil agité, système nerveux dans un état de tension extrême.

Après six mois de séjour dans la baie de Garavan, et un traitement approprié aux exigences de la maladie, cette jeune femme avait repris de l'embonpoint, symptôme le plus significatif d'un rétablissement de bon aloi ; la fièvre vespérale avait disparu avec la toux, l'appétit était revenu avec les forces et le sommeil. L'éréthisme était tombé, et l'auscultation constatait une rétrogradation bien accusée dans le travail phymatique c'est-à-dire, la résorpsion de la coque épigénétrique congestive, la disparition de la bronchite péri-tuberculeuse et l'isolément du néoplasme, ainsi frappée d'impuissance.

Qu'est-il advenu après le départ de ce beau résultat ? S'est-il maintenu ? J'ai su seulement depuis que cette dame n'était pas rétournée dans le Midi, qu'elle passait ses hivers à Paris.

Ces faits, par la netteté des effets observés et l'importance des résultats finalement obtenus suffiront à mettre en lumière l'action éminemment sédative et tonique de l'atmosphère de la baie de l'Est. Aussi me croirais-je dispensé de multiplier les observations à l'appui. Ils suppléeront au nombre par leur haute portée clinique.

J'aurai déterminé la portée médicatrice du climat de Menton dans la tuberculose, après avoir signalé son action puissamment résolutive et cicatrisante dans cette forme de phthisie dite *caséeuse*, que l'école Allemande avec M. de Niemeiyer pour chef, considère comme absolument distincte de la phthisie classique, tandis qu'elle n'est qu'une expression pathologique de produits phlegmatiques reregressifs qui confinent au tubercule proprement dit.

Le pouvoir du climat s'exerce avec non moins d'activité sur les noyaux pneumoniques d'origine tuberculeuse. L'action résolutive de l'atmosphère de la station m'a paru favoriser énergiquement la résorption des ex-sudats pleuretiques (épanchements, fausses membranes).

Sous l'influence tonifiante de ce milieu atmosphérique les laryngites non ulcéreuses, simplement catarrhales ou même compliquées de paralysie des cordes vocales, les bronchites chroniques, les bronchorrées anciennes, les catharres marchent rapidement vers leur guérison.

Je ne quitterai pas le terrain de la phthsie, sans

signaler un des effets les plus appréciables du climat de Menton, et dont je cherche vainement la mention dans les auteurs. Il a sa valeur clinique : je veux parler de rareté relative signalée plus haut des hémoptysies chez les phthisiques de la station. Les observations qui précèdent l'ont laissé pressentir. Comme je n'écris pas ici un traité de pathologie interne, mais simplement une étude pratique des propriétés médicales du climat Mentonnais dans les maladies qui en sont justiciables, je n'imiterai pas certains auteurs qui, à l'occasion de l'hémoptysie, se livrent à une énumération complaisante des opinions des phthisiologues dont quelques-uns furent mes maîtres, Laënnec, Andral, Louis, Trousseau, Barth, Jaccoud, sur la pathogénie de cet accident morbide et sur le rôle qu'il joue dans l'évolution tuberculeuse. Ce sont là des superfutations, des remplissages dont le praticien n'a que faire et auxquels il a été déjà initié sur les bancs de l'école. Ce qu'il demande à la médecine hivernale, ce sont des renseignements précis sur l'influence que peut exercer le milieu ambiant dans la manifestation de cette grave complication de la phthisie. Je me borne donc à formuler la donnée clinique, en l'appuyant sur des faits. Cette immunité conférée par le milieu atmosphérique attira mon attention dès les premiers temps de ma pratique à Menton.

A l'appui de l'assertion, je citerai en premier lieu le cas d'un jeune ecclésiastique phthisique à modalité éréthique mixte, que j'avais précédemment soigné à Eaux-Bonnes durant deux saisons successives et qui contrairement à mon avis se rendit l'hiver suivant à Cannes, au lieu de venir à Menton. Ce malade avait eu plusieurs hémoptysies antérieures qui augmentèrent de fréquence et d'abondance durant les quelques mois d'hiver qu'il passa à Cannes. Il quitta Cannes d'après le conseil de son médecin et vint à Menton. Les hémoptysies cessèrent spontanément et ne reparurent plus durant les quatre mois qu'il passa à Menton. L'été suivant il fit une cure aux Eaux-Bonnes sans le moindre accident hémoptoïque. Il retourna à Menton, où il mourut d'une affection absolument étrangère à la maladie de poitrine : d'une invagination intestinale.

Le second cas est peut-être plus concluant : il concerne un médecin phthisique depuis longues années et dont la maladie a brisé la carrière à ses débuts. L'honorable confrère qui fait le sujet de

l'observation et de qui je tiens les détails, a successivement passé l'hiver à Pau, à Amélie-les-Bains, à
Cannes, à Alger, à Ajaccio. Dans ces différentes stations, il a eu des hémoptysies plus au moins fréquentes et abondantes ; il sejourna deux hivers à
Menton, sans que l'hémoptysie reparût.

Enfin, l'hiver dernier un de mes malades atteint
de phthisie arthritique, sujet à de violentes hémoptysies, dont la dernière mit ses jours dans le plus
grand péril, a séjourné sept mois à Menton et n'a
eu au printemps qu'un seul crachement de sang à
forme passive qui céda promptement à une médi-
cation appropriée.

Je pourrais multiplier les preuves à l'appui de
cette immunité hémoptoïque. Elle trouve sa raison
d'être toute naturelle dans l'uniformité exceptionnelle du climat. On le devine aisément.

Enfin, je n'hésite pas à affirmer, sans crainte d'ê-
tre contredit par les anciens praticiens de Menton,
que le climat de cette station possède dans ses archives cliniques de nombreux cas de guérison con-
solidée de phthisie cavitaire remontant à plusieurs
années. Je ne parle pas des cas de phthisie à la
période initiale : qui peut le plus, peut le moins.

Je rencontrai parfois à Paris un Hollandais qui

vint à Menton, il y a une vingtaine d'années, porteur d'une vaste caverne phymatique au sommet du
poumon et dont plusieurs hivers passés dans cette
station amenèrent la cicatrisation définitive. Aujourd'hui il jouit d'une santé parfaite. Comme je
n'affirme qu'après examen, je ne citerai pas bon
nombre d'autres guérisons parfaitement authenti-
ques, mais dont je n'ai pas été à même de vérifier
personnellement l'exactitude.

Il est seulement utile de faire observer que toutes les guérisons définitives de phthisies n'ont été
obtenues qu'à la suite de plusieurs hivers passés
dans la station.

M. le docteur H. Bennet, dont le témoignage
dans la question repose sur une longue expérimen-
tation du climat de Menton, cite dans son intéressant ouvrage (1) des cas de cicatrisation de caverne, dus à l'influence médicatrice de ce ciel privilégié.

Dans l'ordre hiérarchique des applications médicales du climat de Menton, et selon mes observations personnelles, je dois signaler l'action thé-

---

(1) Winter in the South of Europe or Mentone. *The Ri-
viera*, Corsica, Sicily and Biarritz, as winter climates. Pag.
127, MDCCCLIV. Dr H. Bennet.

rapeutique de la station dans certaines névroses
avec hypéresthésie dépendant de la sensibilité générale ou spéciale. Parmi les manifestations né-
vrosiques sur lesquelles les effets toni-sédatifs du
climat m'ont paru plus particulièrement manifes-
tes, je citerai l'Hystérie grise dans le sens scientifique du mot, et non selon l'acception vulgaire
donnée à cette névrose. Le sujet était une jeune
fille de 19 ans, tempérament lymphatique et anémique, qui a passé l'hiver dernier à Garavan.
Etait-ce l'anémie qui avait précédé et qui avait
déterminé l'explosion du syndrôme, ou, comme
il arrive souvent, la névrose qui, en perturbant les
fonctions de nutrition par l'intermédiaire de l'en-
cephale, du pneumogastrique et du sympathique
avait déterminé l'anémie et rompu l'équilibre entre
les deux systèmes ? dysmenorhée avec leucorhée.
La névrose remonte à plusieurs années, et la multiplicité des moyens employés témoigne du degré
de résistance du mal. L'hypéresthésie avait à l'arrivée de la malade pour expression symptômatique
locative du *Lumbago* qui alternait avec des accès
de cephalalgie accompagnée de perturbations sen-
soriales, surdite, (photophobie, et parfois des hallucinations d'ordre psychique. Les premiers jours

je me demandais si là vesanie n'était pas bien près de se manifester. Trois mois après, le calme le plus grand régnait dans le système nerveux ; le sommeil était paisible et prolongé, les douleurs névralgiques (lumbago et cephalalgie) avaient disparu avec les hallucinations. Le troisième mois, les règles apparurent plus abondantes avec un sang plus plastique, sans être précédées ni accompagnées de douleurs comme antérieurement. L'appétit était revenu avec les forces. Le traitement purement pharmaceutique a été trop simple (Bromure de potassium, Vin phospho-iodé de Gelin quelques douches Ecossaises au printemps) pour prétendre à l'honneur du résultat obtenu : la plus grande part revient bien évidemment de droit à l'action climatérique.

Je vois tous les hivers revenir à Menton un de mes malades atteint d'asthme dit humide avec bronchite capillaire et bulles d'emphysème diffus, après avoir essayé sans succès du séjour hivernal à Hyères et à Cannes, il a reconnu que le climat de Menton seul enlevait à la névrose pulmonaire le caractère paroxyntique, qu'il diminuait la dyspnée, sans évidemment guérir la maladie. Après 30 ans de pratique plus particulièrement des affections des organes respiratoires, j'en suis encore à

attendre un seul cas de guérison de cette opi-
niâtre névrose. L'amélioration réalisée par le climat sédatif de Menton, n'aura rien de surprenant
si, comme je l'ai toujours soutenu dans mes travaux (1), l'on considère que l'asthme est une entité
de nature essentiellement et primitivement ner-
veuse, dont le siège anatomique réside dans la
contraction spasmodique de la tunique musculaire
sous jacente bronchique (muscles de Reissessen).
Les asthmatiques sont relativement rares dans la
colonie étrangère de Menton. 'C'est regrettable;
car le milieu leur conviendrait, surtout lorsque la
névrose revêt la forme humide.

A l'appui de l'action toni-sédative et hyposthénisante du climat de Menton, je citerai deux cas d'A-
taxie Locomotrice progressive, dans lesquels la névrose a été enrayée chez l'un des malades et notablement améliorée chez l'autre.

Le premier des deux individus était un homme
de 45 ans, parfaitement charpenté et d'une constitution bien équilibrée. Sans antécédents de mauvaise nature, héréditaire ou acquis; les commémo-

(1) Traité Pratique des Eaux-Bonnes. 1879. — Action
Thérapeutique des Eaux-Bonnes dans l'Asthme. 1881.

ratifs indiquent comme cause déterminante de l'ataxie des excès de travail et de grandes préoccupations d'esprit.

A l'arrivée à Menton, l'examen constatait un resserrement notable des pupilles avec de l'amblyopie. Cette paralysie partielle (parésie) coïncidait avec des douleurs en ceinture extrêmement vives des parois abdominaux qui étaient exaspérées par le travail de la digestion et privaient le malade de sommeil. Il y avait de la constipation, due à la paresse du rectum : rien d'anormal du côté de la vessie.

Sans présenter le défaut de coordination qui caractérise habituellement le syndrôme névrosique, le malade titubait en marchant s'il fermait les yeux et était obligé de chercher un point d'appui pour ne pas tomber. La sensibilité générale offrait les signes d'une grande hyperésthisie, sauf aux pieds qui n'avaient pas la sensation bien nette du sol foulé.

Le diagnostic n'était pas douteux ; l'ataxie locomotrice à la période initiale était évidente. Le traitement purement pharmaceutique fût insignifiant, par la raison toute simple que le malade ne voulût en faire aucun, bien décidé à laisser agir le climat. Cette circonstance assez rare me permit de juger l'action climatérique dans toute l'indépendance de ses effets. Ils dépassèrent mes espérances. Au printemps, après six mois de séjour, il ne restait de tout le cortège symptômatique du syndrôme névrosique que l'amblyopie avec persistance de la contraction pupillaire. Ce résultat, dû à l'influence exclusive du climat de Menton, bien que remarquable, m'autorise-t-il à croire à une guérison de l'ataxie? Evidemment non. On ne guérit pas l'ataxie. La médecine peut par exception en enrayer la marche, mais le plus généralement sa puissance se borne à atténuer l'intensité des symptômes et à soulager temporairement les malades.

Le second cas d'ataxie en est la preuve. L'individu qui en fait le sujet est âgé de soixante ans, d'un tempérament éminémment nerveux, et d'une constitution primitivement robuste. Des excès vénériens et de grandes fatigues physiques paraissent la cause probable de la névorse qui remonte à une époque déjà ancienne. Ici l'ataxie n'en est pas, comme dans le cas précédent, à la période initiale, mais bien déjà à la phase confirmée, ainsi que me le démontrent les douleurs fulgurantes qu'accuse le malade, la surdité unilatérale qui dans ce cas-ci remplace les désordres paralytiques de la vision, et le défaut de coordination et de régularite dans la marche. Le sommeil est agité, troublé par des douleurs qui s'étendent à tous les membres, et se portent sous forme paroxyntique sur les parois de la poitrine et au creux épigastrique. La paralysie a respecté l'intestin et l'appareil urinaire. L' intelligence est intacte et au-dessus de la moyenne mais la faiblesse de l'ensemble organique est extrême à l'arrivée du malade.

A la fin de l'hiver un mieux sensible, un apaisement s'est fait dans l'intensité des symptômes morbides. Le malade me dit avoir épuisé antérieurement sans succès toutes les ressources pharmaceutiques, avoir suivi sans résultats appréciables un traitement par l'hydrothérapie, l'électricité, les bains thermo-résineux, avoir passé, sans profit, deux hivers à Cannes et à Nice ; le climat de Menton seul où il vient pour la cinquième fois lui a procuré du soulagement.

— La climatologie médicale de la station Mentonnaise pourra également puiser dans les différentes nationalités que représente la colonie étrangère dans son ensemble une somme d'indications pratiques utiles. Une étude déjà suffisamment longue du cli-

mat Mentonnais m'a démontré que l'action du milieu ambiant, abstraction faite de la nature et de
la modalité de la maladie, toutes choses égales
d'ailleurs, était loin de se comporter sur tous les
individus d'une façon uniforme et qu'elle va-
riait selon la nationalité et la race des malades. Je crois pouvoir formuler d'une manière générale de la façon suivante, la différence des effets
climatériques :

L'atmosphère toni-sédative de Menton m'a semblé s'adapter merveilleusement au tempérament
des Français, nation éminemment impressionna-
ble et vive, dont les aptitudes fonctionnelles et
les manifestations morbides décèlent aisément la
prédominence de l'élément nerveux.

Ce climat ne sera pas moins favorable aux Anglais, aux Américains du Nord particulièrement,
aux Allemands, plus phlegmatiques que lymphatiques, chez lequels se rencontrent les signes dia-
thésiques de l'arthritisme, tant à la période initiale
qu'à la période ultime.

Enfin, le tempérament froid et sans réaction du
Slave semblerait parfois exiger un milieu plus stimulant et moins sédatif.

En somme le climat de Menton ne saurait convenir à tous les tempéraments, et à tous les états morbides indistinctement. En soutenant la thèse opposée, certains écrivains de la station nuisent bien plus à la cause qu'ils défendent qu'ils ne la servent. A force d'être bon à tout un agent médicamenteux finit pour n'être plus bon à rien. Il suffit pour s'en convaincre de jeter un regard rétrospectif sur l'histoire des médicaments les plus vantés, les stations thermales les plus célèbres. Les stations hivernales sont encore trop jeunes dans la thérapeutique pour en avoir fait la triste expérience. Il est plus sage de circonscrire le cercle des applications médicales d'un agent thérapeutique et d'en spécialiser les propriétés médicales que de les étendre outre mesure. C'est pénétré de ce principe que j'ai écrit cette étude. Dans mon désir de sauver le climat de Menton de la banalité où sont successivement tombées tant de stations hivernales et thermales jadis en vogue, aujourd'hui délaissées, j'engage les praticiens de n'accorder qu'une confiance limitée à cette multiplicité d'appréciations contradictoires que les *Guides* attribuent au climat Mentonnais.

Quel déplorable effet doivent produire sur un esprit sérieux des affirmations du genre de celle-ci que je trouve dans un des organes illustrés de littérature médicale : « Le climat de Menton est fort recommandable à la généralité des maladies éréthiques. » Et quelques lignes plus loin : « Quant aux torpides, ils se trouveront admirablement à Menton, comme sur tout le littoral. » Un climat qui est à la fois favorable aux lympathiques et aux nerveux, aux sanguins et aux scrofuleux doit être nécessairement indifférent dans sa nature et indéterminé dans ses applications ; aussi conséquent avec lui-même, le médecin qui lit de pareilles hérésies dirige-t-il bien souvent vers d'autres stations le malade qui était précisément justifiable du climat de Menton. Ce qui démontre une fois de plus qu'en voulant trop prouver, souvent on ne prouve rien.

— Quelques sceptiques reprocheront peut-être à cet exposé clinique son insuffisance numérique et son défaut de précision, en ce qui touche la personnalité des malades qui font le sujet de mes observations. « On ne compte pas les faits, on les pèse, répondrai-je avec Morgagni. » Voilà quand au nombre.

En ce qui concerne les personnes, c'est intentionnellement que je me suis abstenu d'indiquer, selon l'usage traditionnel, le nom, le prénom, la natio-

nalité, la position sociale et certaines particula-
rités intimes peu compatibles avec le secret professionnel. Ce livre n'est pas un receuil de clinique nosocomiale, mais un exposé pratique des conditions atmosphériques et de la spécialisation thérapeutique d'une station, dont la clientèle appartient en majeure partie aux classes élevées de
la société Europénne. Or, comme la phthisie figure
en tête des causes de l'hivernation à Menton, les
convenances les plus élémentaires m'imposaient la
discrétion que j'ai gardée dans la rédaction des
faits.

Que l'on ne croie pas que j'exprime ici une manière de voir absolument personnelle ou que
je cède à des scrupules exagérés, Cette appréciation
repose sur des plaintes receuillies de la bouche de
quelques malades, qui s'étaient parfaitement recon-
nues dans certaines observations publiées. Je ne dis-
conviens pas que ces susceptibilités parfaitement lé-
gitimes du reste, ne privent la science et les stations
d'une source de documents d'une incontestable
utilité. Malheureusement, telle est la situation qui
résulte des conditions qui président actuellement à
la clinique hivernale, et qui ne cessera qu'avec ces
conditions mêmes.

En somme, cette indiscrétion est purement gratuite ; car elle ne prouve absolument rien. Ce ne sont pas en effet quelques initiales plus ou moins titrées, suivies d'indications de nationalité, d'âge, de sexe, et de position sociale, placées en tête des observations cliniques, qui suffiront à en garantir la parfaite authenticité. La science exige des preuves plus sérieuses. Il ne faut pas du reste une grande dose d'imagination pour créer de toutes pièces une observation qui s'adapte convenablement aux besoins de la cause, et pour lui donner toutes les apparences d'un fait *arrivé*. Nous n'avons qu'à jeter un coup d'œil sur certains journaux soi-disant médicaux et nombre de brochures pour nous en convaincre.

Le seul moyen, à mon sens, de concilier les intérêts de la science avec la réserve qu'impose le secret professionnel serait d'établir dans les principales stations du littoral : Hyères, Cannes, Nice et Menton des maisons de santé, entourées de grands jardins, situées à une distance moyenne de la mer, assez vastes et assez confortables pour recevoir un grand nombre de malades appartenant aux classes aisées. Ces établissements seraient pourvus, à l'instar de nos hôpitaux, d'un service

médical fonctionnant régulièrement et dont le con-
trôle rigoureux garantirait amplement l'authenticité des statistiques nosologiques relevées sur ce
riche champ de clinique.

Il est, paraît-il, grandement question d'une installation de ce genre à Saint-Raphaël, au-delà de
Cannes, entre la station de Fréjus et de la Boule-
rie. J'ignore quels sont les motifs qui ont fait préva-
loir le choix de cet emplacement ; mais avec ma
connaissance parfaite de tous les points de la Rivière, je puis affirmer que ce ne sont pas certainement des considérations climatologiques. J'aurais
parfaitement compris un établissement semblable
dans la petite baie de Roquebrune, sur les collines
ombreuses de Beaulieu, dans la serre chaude d'Eze
ou bien dans la partie occidentale de Cannes, dite
Bois de la Croix des Gardes. Mais à St-Raphaël !
dans une contrée aussi peu abritée des vents, et
dont les habitants vous disent naïvement « qu'ils
n'ont pas de moustiques parce que le mistral les
balaye. » Le choix n'est vraiment pas heureux. En
effet, faiblement protégé au Nord par les derniers
soulèvements de l'Estérel, fermé à l'Est par les
pitons élevés de ce système orographique, St-
Raphaël reste sans défense contre le Nord-Ouest

(mistral), dont le souffle violent et froid glisse entre les *Maures* et les contreforts de l'Estérel et atteint la future station hivernale, après avoir traversé des plaines d'alluvion et des épanchements marécageux éminemment submersibles : les dernières inondations ne l'ont que trop prouvé. De telles dispositions topographiques dénoncent d'avance la nature et la valeur du climat. La pauvreté de la végétation en est du reste la traduction fidèle. Aussi des stations de premier rang comme Hyères, Cannes, Nice et Menton n'ont-elles guère à se préoccuper de cette nouvelle venue. La plume d'un romancier en vogue et les capitaux de quelques spéculateurs pourront bien changer la physionomie actuelle de St-Raphaël, et l'embellir par la construction de somptueux hôtels et de nombreuses villas ; mais ils ne sauraient en changer la constitution climatoriale, et faire d'une station d'été destinée à des bains de mer une station d'hiver bonne pour des phthisiques. Là s'arrête la puissance de l'argent. Il incombait à la médecine honnête d'assigner à la spéculation ses vraies limites.

CHAPITRE XI

DURÉE DU SÉJOUR A MENTON

Je terminerai cette étude déjà longue par une question dont la portée pratique s'impose. Aussi a-t-elle fixé l'attention de tous les climatologistes de Menton et des autres stations hivernales.

Quelle doit être la durée du séjour des malades à Menton, ou pour mieux dire, quelle doit être l'époque de leur arrivée, et quelle doit être celle de leur départ ?

Je ne parle pas du nombre d'hivers que le malade aura à passer dans la station. Il va de soi que la fixation restera subordonnée à la nature, à la gravité de la maladie. Un seul hiver ne saurait, dans toutes les cas, suffire pour obtenir sinon la guérison, du moins une sérieuse amélioration, surtout s'il s'agit de l'un des grands processus morbides : la tuberculose, la scrofule, le cancer, ou d'une lésion localisée dans les grands centres nerveux, ou tout autre état morbide en connexité pathogénique avec l'une des deux diathèses : herpetique ou·arthritique. Quelque privilégié que l'on suppose un climat, quelque grande que soit sa puissance médicatrice, ce n'est évidemment pas un séjour de quelques mois, soit à Menton, à Hyères, à Cannes qui pourrait accomplir pareille tâche. Donc, là n'est pas la question.

Je ne crois pas qu'il y ait grand avantage pour les malades à se rendre à Menton avant la fin d'Octobre. Plus tôt, le thermomètre s'y maintient à une hauteur presque estivale (20° à 21°) et le régime des vents n'est pas favorable à la tonicité en laissant prédominer l'action sédative du climat : circonstance qui n'est pas sans danger dans des maladies où la vitalité est généralement amoindrie. En outre, l'automne est habituellement beau en Europe, sauf dans l'extrême Nord, en Ecosse, en Allemagne, en Russie. Les hivernants de cette provenance pourront, selon le sage conseil de M. le Dr Henri Bennet, s'arrêter en route (1). Ils devront séjourner en Suisse, sur les bords du lac de Genève, à Montreux, à Bex en France, dans la Haute Ita-

_____

(1) Loc. cit.

lie où plus particulièrement sur le lac de Côme, dont les abris défensifs leur garantissent une douceur de température qui se prolonge jusque vers le milieu de novembre. Le caractère tropical de la végétation qui recouvre les rives enchanteresses du lac tant aimé par Pline, démontre la thermalité relativement élevee de la température ambiante et son égalité. Les malades devront établir de préférence leur installation sur la rive occidentale du lac dans la partie méridionale, plus abritée et plus éloignée de l'origine des vallées que la partie septentrionale, et en été sur les hauteurs de Bellagio.

A quelle époque les hivernants doivent-ils quitter Menton ? Je les engagerai à partir à la fin d'Avril ou dès les premiers jours du mois de Mai au plus tard. A cette saison transitoire de l'année, comme je l'ai observé, il se produit dans l'assiette anémométrique de la station un déplacement assez accentué. Les vents d'Est et du Sud-Ouest qui ont gardé la prépondérance tout l'hiver sont remplacés au printemps par les vents de Nord-Est, d'Est et Sud plein. Le climat y perd de son égalité et de son calme atmosphérique. Dans la matinée, vers neuf heures un vent sec, fort et frais trahissant ainsi son origine continentale se lève, soufflant

du Nord-Est ; il soulève des tourbillons de pous-
sière, règne toute la journée et tombe vers cinq
heures. Par fois il alterne avec le Sud-Ouest qui
au printemps n'est que du Nord-Ouest dévié : le
ciel reste bleu, avec une intensité solaire qui com-
mande de grandes précautions pour l'heure et le
choix des promenades. A partir de cette époque,
la promenade du Midi n'est guère plus praticable,
du moins dans le milieu du jour. Les ombrages
frais et abrités de la vallée du Carrei, du côté des
bois de Monti, offriront aux malades des refuges
très appréciables. On conçoit aisément que ce
changement survenant dans les dispositions générales du milieu atmosphérique n'est pas de nature
à répondre aux exigences du traitement climatérique. Aussi le malade se voit-il dans l'obligation de
quitter Menton, s'il ne veut pas s'exposer à perdre
une partie des bénéfices de l'hiver.

— Ici se présente la question du choix d'une rési-
dende transitoire .c'est-à-dire de printemps. Il est
d'usage particulièrement parmi les hivernants de
la colonie Allemande ou Russe de se rendre en Mai à
Méran. Le choix de cette résidence ne me paraît
pas suffisamment justifié : Méran, situé sur un des
versants méridionaux des Alpes appartient aux

stations des hautes vallées à température hivernale assez basse, au-dessus de 6 degrés. Le printemps y est généralement froid, pluvieux et d'une extrême variabilité. Il y neige parfois à cette saison, notamment le printemps dernier. Je reconnais à cette localité alpestre les conditions climatologiques désirables pour une cure aux raisins, mais je la considère comme peu profitable au printemps pour des phthisiques habitués à l'air tiède, sec et égal de Menton ; la transition me paraît trop brusque.

Pise me semble d'un choix plus heureux. Au printemps le ciel Pisan accuse une moyenne de 14°, 8 et ne présente pas le caractère ammolissant que la médecine lui reproche en hiver.

Je ne parle pas de la Suisse. A cette saison de l'année la Suisse n'est pas encore bonne aux malades ; la météorologie y manque de solidité ; l'hiver seul leur convient pour un traitement par les altitudes.

Ceux que n'effraye pas la longueur du voyage ou qui doivent faire durant l'été une cure dans l'un des établissements thermaux des Pyrénées pour ront se rendre provisoirement sur le côtes de l'Océan, à Arcachon, dont l'air sédatif se combine heureusement en Mars et Avril avec les émanations balsamiques des pins, à Biarritz, à Saint-Jean-de-Luz, à Guetari, stations bien aménagées qui s'échelonnent le long des rives du Golfe de Gascogne et dont le climat franchement marin, se trouve atténué dans son action stimulante par l'appoint de thermalité humide que lui fournit le Renell, l'un des bras du Gulf-Stréam.

— Ici finit ma tâche : j'aurais pu, à l'exemple de la plûpart des auteurs, consacrer un chapitre spécial à l'étude historique de la station et de ses monuments, à la description de ses sites merveilleux, à l'énumération détaillée des excursions à faire, en un mot, à ses nombreuses attractions ; mais ces documents m'ont semblé bien moins du domaine de la climatologie médicale que du ressort des *Guides*.

Je me suis donc abstenu de ces amplifications littéraires, pour conserver à cette œuvre son caractère exclusivement scientifique.

TABLE DES MATIÈRES

—◦⟩⟩⟩◦—

			Pages.
AVANT-PROPOS			5
CONSIDÉRATIONS GÉNÉRALES SUR LA CLIMATOLOGIE MÉDICALE			7
CHAPITRE PREMIER. — Topographie			23
»	II.	— Géologie	28
»	III.	— Végétation	33
»	IV.	— Météorologie	37
»	V.	— Climatologie	58
»	VI.	— Nature du climat	75
»	VII.	— Influence du climat	85
»	VIII.	— Nosographie locale	97
»	IX.	— Conditions sanitaires de la station	103
»	X.	— Applications medicales du climat de Menton	111
»	XI.	— Durée du séjour	146

www.ingramcontent.com/pod-product-compliance
Lightning Source LLC
Chambersburg PA
CBHW071856200326
41519CB00016B/4409